DU

CARCINOME GÉNÉRALISÉ

DU PÉRITOINE

PAR

Le Docteur A. CHUQUET,
Ancien interne des hôpitaux,
Membre de la Société anatomique.

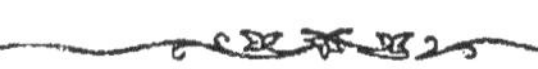

PARIS
A. PARENT, IMPRIMEUR DE LA FACULTÉ DE MEDECINE
29-31, RUE MONSIEUR-LE-PRINCE, 29-31

1879

DU

CARCINOME GÉNÉRALISÉ DU PÉRITOINE

DU

CARCINOME GÉNÉRALISÉ

DU PÉRITOINE

PAR

Le Docteur A. CHUQUET,

Ancien interne des hôpitaux de Paris,
Membre de la Société anatomique.

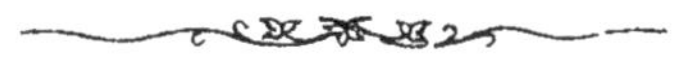

PARIS
A. PARENT, IMPRIMEUR DE LA FACULTÉ DE MEDECINE
29-31, RUE MONSIEUR-LE-PRINCE, 29-31

1879

DU

CARCINOME GÉNÉRALISÉ DU PÉRITOINE

INTRODUCTION.

Nous nous proposons d'étudier, sous ce titre, ces cas dans lesquels la séreuse péritonéale, soit primitivement, soit consécutivement à une tumeur des organes abdominaux, se couvre, souvent en peu de temps, de noyaux cancéreux. Les parois abdominales, les épiploons, les mésentères sont parsemés de productions d'une coloration blanc jaunâtre, du volume d'un grain de millet à celui d'un petit pois, et quelquefois plus volumineuses encore. Cet envahissement se fait rarement sans phénomènes qui l'accusent; la plupart du temps, on voit survenir des vomissements, des douleurs abdominales, de l'ascite, de la fièvre, en un mot tous les signes qui caractérisent l'inflammation de la séreuse, de sorte que des auteurs ont décrit l'affection sous le nom de *péritonite cancéreuse*. Nous auron splus tard à revenir sur cette dénomination.

La difficulté du diagnostic de cette affection nous a fait croire qu'un travail dont le but serait de grouper et de faire ressortir les principaux phénomènes qu'on y observe aurait une utilité, et c'est ce qui nous a décidé à l'entreprendre. Dans cette intention, nous avons rassemblé une certaine quantité d'observations, quarante-six, dont plusieurs inédites et personnelles : c'est leur étude et leur comparaison qui seules nous guideront.

Nous n'avons nullement la prétention de faire un travail original. Des thèses, des mémoires, des cliniques (1), ont eu le même objet que nous nous proposons; il nous semble toutefois que quelques détails ont été laissés dans l'ombre, et c'est cette lacune que nous tâcherons de combler.

(1) On trouve dans les thèses de Galvaing et de Fournaise (1872) des notes bibliographiques assez complètes sur la question.

ANATOMIE PATHOLOGIQUE.

En commençant ce chapitre, une grosse question se présente à nous : existe-t-il un carcinome primitif du péritoine ? Pendant longtemps, on fut unanime dans la négative, et ce n'est que depuis quarante années environ que l'opinion contraire a commencé à prévaloir (1). Il est, en effet, impossible de nier le carcinome primitif du péritoine, devant des observations qui montrent la séreuse envahie dans toute son étendue, quand les organes sous-jacents sont absolument sains (2). Il y a lieu de se demander toutefois comment une chose si facile à vérifier est depuis si peu de temps en lumière. Cela tient peut-être à ce que les recherches anatomo-pathologiques, depuis quarante ans, ont été plus actives et plus minutieuses, mais cela tient aussi à un point important que nous allons signaler.

Dans un cancer généralisé du péritoine, il existe souvent un point où le néoplasme est plus développé qu'ailleurs : ici, c'est sur la paroi stomachale ; plus loin, autour de l'utérus, des ovaires, de l'intestin. Que le cancer, par propagation, amène la dégénérescence d'une partie ou de la totalité des parois de ces organes, alors des observateurs, prévenus contre la possibilité du cancer primitif, disaient : l'origine du cancer est dans l'estomac, l'utérus, l'ovaire, l'intestin.

(1) Depuis les observations de Cruveilhier dans son Atlas d'anatomie pathologique (1841).

(2) Nous pourrions citer comme types les observations de Barth et de M. Théophile Anger (25e et 33e).

Même aujourd'hui, il n'est pas toujours possible de savoir si le carcinome du péritoine est primitif ou consécutif. Prenons un exemple, parmi les cas les plus fréquents. A l'autopsie, on trouve, avec un carcinome du péritoine, un carcinome des ovaires (1). L'altération a-t-elle commencé dans l'ovaire ou dans le péritoine; s'est-elle étendue de la séreuse à l'ovaire ou de l'ovaire à la séreuse? Dans des cas semblables, la difficulté est parfois telle que, nombre de fois, on a dû rester dans le doute. La clinique, à notre avis, doit jouer un grand rôle dans la détermination de ce point; si, pendant la vie, une femme a présenté pendant longtemps une tumeur dans le petit bassin sans grands troubles généraux, qu'ensuite il est survenu de l'ascite, des vomissements, des signes de cachexie, il y a tout lieu de croire que le cancer, d'abord limité à l'ovaire, a ensuite envahi la séreuse. Si, au contraire, les phénomènes généraux surviennent rapidement, sans tumeur perçue auparavant, si, à l'autopsie, il n'existe pas de tumeur qui paraisse, par son volume et sa structure, plus ancienne que les productions péritonéales, on est en droit de penser à un carcinome primitif, malgré l'envahissement cancéreux de l'ovaire.

Ce que nous venons de dire pour l'ovaire peut s'appliquer à tous les organes de l'abdomen. Pour ce qui est des organes creux, la vessie, l'estomac, l'intestin, une nouvelle source d'indications résulte de l'examen des phénomènes fonctionnels. A l'autopsie, l'ulcération étendue de la muqueuse ne permettra pas de doute au sujet de la part initiale prise par l'organe dans l'évolution de la diathèse cancéreuse.

En suivant les principes que nous venons d'exposer,

(1) Voyez l'observation de Cruveilhier (résumée plus loin, 44e).

nous avons trouvé les cancers primitifs dans la proportion de deux sur trois. Plusieurs de nos observations n'avaient trait qu'à des détails insuffisants pour la détermination de la variété du cancer (1).

Passons maintenant à la description anatomique du carcinome du péritoine.

Carcinome primitif. — On appelle ainsi celui qui reste limité au péritoine ou qui, étant né dans le péritoine, n'a envahi les organes abdominaux que consécutivement.

Lésions du péritoine. — Nous examinerons successivement les lésions des épiploons, des mésentères, du péritoine pariétal.

Lésions du grand épiploon. — Si l'on examine la cavité abdominale d'un individu mort de carcinome généralisé du péritoine, la première chose qui frappe l'attention, le liquide ascitique s'étant écoulé, c'est l'aspect du grand épiploon. Toujours cet organe est plus ou moins atteint. Si les lésions sont peu avancées, le grand épiploon n'est que légèrement rétracté et présente l'aspect suivant. Il est comme farci d'une multitude de granulations, de tubercules ou de tumeurs ressemblant à des kystes, d'une coloration grisâtre ou blanc jaunâtre, variables pour le volume, tantôt disséminées, tantôt agglomérées et formant des plaques, des masses irrégulières. Les deux feuillets épiploïques en sont remplis. Plusieurs des productions

(1) La proportion que nous donnons ici est beaucoup trop forte si l'on prend en masse tous les cancers du péritoine. Il faut noter que nous ne citons que des cas où les lésions étaient très accentuées et par conséquent où il devait souvent s'agir d'une lésion primitive du péritoine.

sont pédiculées et appendues à la membrane péritonéale comme des balles à un épervier (Lancereaux). Des vaisseaux occupent la superficie des tumeurs ; ce sont des vaisseaux veineux qui forment là un plexus fort riche. Il en résulte que l'épiploon présente trois nuances : il est blanchâtre au niveau des tumeurs cancéreuses, jaune au niveau des pelotons graisseux, rouge vineux au niveau des vaisseaux. La 37e livraison de Cruveilhier renferme une planche rappelant exactement l'aspect du grand épiploon. Elle est comme la reproduction de ce que nous avons vu dans un cas (2) (*).

Le grand épiploon peut être modifié bien davantage. Il forme une sorte de gâteau, composé de granulations blanchâtres, n'ayant plus qu'une hauteur de 3 à 4 centimètres et fort épais ; des vaisseaux lui donnent une coloration rosée (8), ou bien il ressemble à une masse de cire blanche tombée goutte à goutte sur un même point (37). Dans un cas (21), il formait au niveau des deux feuillets une masse de tissu cancéreux offrant l'aspect et les dimensions d'un cerveau entier.

Ces tumeurs de l'épiploon se continuent d'ordinaire sur l'estomac, l'entourant comme d'une carapace de tissu cancéreux.

Lésions des autres épiploons.— Les mêmes altérations se rencontrent dans les autres épiploons, et les granulations et tumeurs cancéreuses peuvent s'étendre de là au péritoine des organes voisins. L'envahissement cancéreux de l'épiploon gastro-hépatique est surtout important, car il peut être cause de la survenue de certains symptômes,

(*) Les chiffres entre parenthèses indiquent les observations auxquelles nous renvoyons le lecteur.

comme l'ascite par compression de la veine porte (3) et l'ictère par compression des voies biliaires (15, 47).

Lésions des mésentères. — Dans le mésentère, on trouve des noyaux cancéreux au niveau du point d'insertion sur l'intestin ; il en existe quelquefois aussi, mais plus rarement, sur le bord opposé à l'insertion ; les parties latérales en sont ordinairement dépourvues. De ces points partent des traînées moniliformes qui aboutissent aux ganglions volumineux et dégénérés. Les altérations se voient aussi bien sur le mésentère proprement dit que sur les différents méso-côlons.

Lésions du péritoine pariétal. — Elles sont aussi constantes que celles du grand épiploon et présentent autant de variations. En avant, on trouve des tumeurs du volume d'un grain de millet à celui d'une lentille et même d'une merise, tantôt disséminées, tantôt réunies et formant par leur confluence des plaques de 6 à 8 millimètres d'épaisseur ou même doublant la paroi d'une véritable carapace cancéreuse (29).

La plupart du temps, les tumeurs sont nettement séparées et alors on les trouve de préférence le long des replis péritonéaux, en haut dans le ligament suspenseur du foie, en bas le long de l'ouraque et des artères ombilicales: Le point de convergence est l'ombilic, et il n'est pas rare de trouver à ce niveau un champignon volumineux (1, 2) ou même une plaque d'une certaine épaisseur (3). S'il existe une hernie dans la paroi, le péritoine du sac peut présenter les mêmes altérations que le péritoine de la paroi abdominale (7, 9, 22).

Le péritoine diaphragmatique est envahi par la dégénérescence, mais, là, les néoplasmes sont plus souvent en plaques qu'en tumeurs arrondies. Les plaques péritonéales correspondent parfois à d'autres plaques semblables du côté de la séreuse pleurale (2, 3). On a démontré que la propagation se fait à travers les lymphatiques allant d'une séreuse à l'autre.

La partie du péritoine qui tapisse le petit bassin et les organes qu'il contient est farcie de granulations. Les culs-de-sac sont un lieu d'élection pour le néoplasme et, chez la femme en particulier, on trouve souvent dans le cul-de-sac postérieur ou utéro-rectal une tumeur volumineuse, constituée par du tissu cancéreux, d'autant plus importante à signaler qu'elle est facilement reconnue par le toucher vaginal (3, 7, 16, 18, 35, 41, 43).

Le péritoine de la paroi postérieure présente aussi des tumeurs cancéreuses, mais les lésions les plus importantes qu'on y remarque sont dues à l'insertion des mésentères à ce niveau.

Lésions des organes abdominaux. — Ces organes sont ordinairement intacts, mais, dans quelques cas, ils présentent des lésions évidemment secondaires.

Foie. — Généralement il existe simplement, surtout au niveau de l'insertion des replis, des tumeurs sous forme de granulations, mais on peut voir aussi dans l'intérieur du parenchyme des noyaux de tissu cancéreux (2, 3, 7).

Estomac. — Attenant au grand épiploon, il devait présenter et présente en eflet des altérations remarquables. Le tissu cancéreux, dans plusieurs cas (2, 3, 4, 10), formait une sorte de cuirasse au niveau de la petite extrémité ou du corps du viscère et rétrécissait notablement le canal alimentaire. La muqueuse était saine.

Intestin. — La muqueuse et les tuniques restent saines, mais en certains points le tissu cancéreux étreint le calibre de l'intestin et y détermine des rétrécissements (27, 15, 18) qui amènent parfois tous les signes d'une occlusion intestinale.

Rate. — Cet organe est entouré de tissu cancéreux ; nous n'avons pas trouvé d'exemple de propagation du cancer à la pulpe splénique.

Reins. — Dans un seul cas (2) nous avons trouvé un noyau cancéreux dans un de ces organes.

Vessie. — Elle est entourée de tissu cancéreux qui peut altérer sa contractilité et amener l'incontinence d'urine ; jamais la muqueuse n'a été trouvée envahie.

Utérus. — Dans trois cas (3, 5, 18), l'utérus présentait des noyaux ou une infiltration de son parenchyme qui nous ont paru de nature cancéreuse et devaient s'être montrés secondairement.

Annexes de l'utérus. — Si l'utérus est rarement envahi, il n'en est pas de même des annexes de l'utérus qui souvent ont présenté la dégénérescence cancéreuse. Elles sont englobées dans une tumeur qui comprend les trompes et les ovaires. Ceux-ci sont bien cancéreux, mais ne constituent pas ces tumeurs volumineuses qui signalent les tumeurs primitives de l'organe.

Veines. — Les veines peuvent présenter deux sortes de lésions : ou bien elles sont simplement thrombosées, comme Campenon en a présenté un exemple (39) à la Société anatomique, ou bien le néoplasme a envahi les parois du vaisseau et végète dans sa cavité sous forme de champignons (19, 40).

Lymphatiques. — C'est par l'intermédiaire de ces vaisseaux que se fait l'infection ainsi que l'attestent les trajets cancéreux suivant leur direction et les lésions des ganglions lymphatiques analogues à celles des tumeurs cancéreuses du péritoine. Il n'est même pas rare de suivre les trajets lymphatiques qui unissent les tumeurs péritonéales aux ganglions. Du reste, cette voie de propagation du cancer est reconnue depuis longtemps et nous n'avons pas à y insister

D'autres lésions existent, non plus dans la cavité abdominale, mais en dehors, soit dans la paroi, soit dans la cavité thoracique.

Lésions de la paroi abdominale. — Dans un cas (3), nous avons observé une ulcération de l'ombilic pendant la vie et, à l'autopsie, nous avons trouvé tout le mamelon ombilical envahi par le cancer et formant un noyau blanc jaunâtre absolument semblable à ceux qui constituaient une plaque cancéreuse dans le péritoine de la région ombilicale.

Dans un autre cas (45), le cancer se propage aux plaies de la ponction et détermine des plaques cancéreuses dans l'épaisseur de la paroi abdominale. Dans l'observation 18, il existait une plaque cancéreuse développée dans l'épaisseur de la ligne blanche, au-dessous de l'ombilic : le cancer avait respecté les parties rouges du muscle.

On peut encore rencontrer dans les muscles et dans le tissu cellulaire sous-cutané de petits grains cancéreux, de dimensions variables, présentant la même structure histologique que les tumeurs principales. Dans une observation recueillie dans le service de M. Bucquoy (16), il existait au niveau du bord gauche du sternum, dans le cinquième espace intercostal, douze petites tumeurs grisâtres, formant une grappe, chacune atteignant le volume d'un petit pois et reliées entre elles par des prolongements filiformes Dans le troisième espace intercostal, on en trouvait encore dans les muscles intercostaux, celles-ci munies de prolongements grisâtres qui allaient se perdre dans le médiastin antérieur.

Quand la paroi abdominale est envahie, les ganglions inguinaux peuvent eux-mêmes subir la dégénérescence cancéreuse; ils constituent alors des tumeurs plus ou moins volumineuses, dures et présentant une altération en rapport avec la tumeur.

Lésions des organes thoraciques.— On constate souvent des noyaux cancéreux de la plèvre diaphragmatique. Moins souvent il existe une pleurésie cancéreuse généralisée avec un liquide sanguinolent. Dans un cas que M. Landouzy a eu l'obligeance de nous montrer, il existait à la surface du poumon un riche réseau de lymphangite cancéreuse. Le médiastin peut être envahi : les ganglions sont cancéreux; le canal thoracique (16) rempli par la substance morbide forme parfois comme un chapelet de tissu cancéreux dans le tissu cellulaire du médiastin. Le péricarde lui-même présente des noyaux cancéreux.

Indépendamment de ces lésions qui tiennent au carcinome lui-même, le péritoine peut présenter des particularités qui tiennent à son inflammation. On peut constater les lésions d'une péritonite suraiguë par effraction d'un kyste développé au milieu du tissu cancéreux (42) ; un liquide séro-purulent ou purulent (30) avec des adhérences des intestins entre eux et avec la paroi abdominale; la plupart du temps, on trouve simplement des pseudo-membranes, indices d'un travail inflammatoire, mais peu accentué.

L'épanchement ascitique est à peu près constant dans le carcinome généralisé du péritoine et il présente des caractères spéciaux qu'il faut bien connaître. Il est ordinairement abondant, a une densité supérieure aux liquides ascitiques ordinaires, 1018, 1020, tandis que l'épanchement ascitique cardiaque n'a qu'une densité de 1014, 1015, et l'épanchement par cirrhose une densité moindre encore, 1010, 1015, 1017. On trouve en suspension dans ce liquide des flocons pseudo-membraneux, du sang qui lui donne une couleur rouge, enfin des cellules spéciales (2), qui constituent quand elles existent un caractère absolument pathognomonique.

Variétés histologiques. — Le cancer primitif est constitué par des tumeurs qui appartiennent en général à deux variétés : le cancer colloïde et le cancer encéphaloïde. Le squirrhe est plus rare; le cancer mélanique est une exception.

Le cancer colloïde, le plus fréquent de tous, est constitué par de petites tumeurs extrêmement molles et gélatineuses, qui se vident comme des kystes quand on les ouvre. M. Lancereaux les décrit en ces termes : Leur consistance est molle, élastique, leur teinte grisâtre ; des vaisseux sanguins rampent à leur surface et dans leur profondeur.

Leur surface de section est lisse et brillante, leur tissu est formé d'une trame conjonctive composée d'alvéoles au sein desquelles se trouve déposée une matière grisâtre, molle, visqueuse et comme gélatineuse.

Une coupe mince de ces tumeurs, examinée au microscope après durcissement dans l'acide chromique, montre qu'elles sont constituées par une trame fibreuse donnant lieu à des alvéoles cloisonnés, remplis de cellules et de noyaux. Les cloisons sont de plusieurs ordres : les plus épaisses, ou cloisons principales, émettent des cloisons plus minces, et de ces dernières s'échappent des cloisons plus faibles encore, par lesquelles sont circonscrits les éléments cellulaires et la substance semi-fluide, réfringente, d'apparence gélatineuse, qui donne à ces tumeur une physionomie particulière. Les cellules munies d'un ou plusieurs noyaux sont pour la plupart irrégulièrement sphériques; un certain nombre d'entre elles contiennent de la substance colloïde ; d'autres sont notablement augmentées de volume et renferment de fines granulations et des cavités vides (cellules vésiculeuses).

Le carcinome encéphaloïde est blanchâtre, mais présente en général des tumeurs moins volumineuses et surtout moins molles que le colloïde. On trouve, sur les coupes, après durcissement, des traces de tissu fibreux renfermant des cellules avec des noyaux multiples et très volumineux, souvent une grande quantité de noyaux libres. Le suc qui s'écoule de ces tumeurs renferme les cellules cancéreuses.

Le squirrhe, de consistance plns ferme, contient plus de tissu fibreux, moins de cellules (12). Enfin le cancer mélanique, dont nous n'avons recueilli qu'un cas, se caractérise par la couleur noire de son tissu et par le dépôt de granulations mélaniques dans les cellules et les cloisons.

Carcinome secondaire. — Nous appelons ainsi celui qui, siégeant d'abord dans un des organes abdominaux, ne se propage qu'ensuite à la séreuse.

Les viscères qui sont infectées primitivement sont, par ordre de fréquence, les ovaires, l'estomac, le foie, l'utérus. Le cancer se propage d'abord dans ces cas aux parties voisines de la séreuse et finit ensuite par se généraliser. Alors l'aspect du péritoine ne diffère pas de ce que nous avons décrit pour le carcinome primitif. On voit les lésions cancéreuses atteindre leur maximum au niveau du point de départ et s'atténuer à mesure qu'on s'en éloigne.

La nature des tumeurs péritonéales est la même que celle de la tumeur qui a envahi l'organe.

SYMPTOMATOLOGIE.

Dans la description des symptômes, il n'est plus besoin de distinguer le cancer primitif du cancer consécutif, notre intention étant de chercher seulement par quels phénomènes le cancer manifeste sa généralisation dans le péritoine.

Début. — Les symptômes qui appellent l'attention sont des plus variables. La plupart du temps, la douleur apparaît d'abord, tantôt sans localisation, tantôt localisée au niveau de l'ombilic, dans les hypochondres, s'irradiant vers les régions inguino-crurales, dans l'épaule, les jambes. Tantôt il y a véritable douleur, tantôt c'est une simple sensation de pesanteur dans le ventre, une gêne. Fréquemment aussi le premier phénomène est l'ascite, parfois accompagnée d'affaiblissement général, de vomissements. Dans un cas il y eut une constipation telle, que le médecin crut à une occlusion intestinale ; parfois c'est la diarrhée qui se montre d'abord, ou bien elle fait suite à la constipation. Dans un seul cas il y eut au début œdème des jambes. L'ictère est signalé deux fois. Souvent les malades ne s'aperçoivent de leur état que parce qu'ils maigrissent et perdent leurs forces.

Le cancer généralisé dans le péritoine affirme bientôt sa présence par des signes multiples que nous allons examiner successivement. Inconstants et variables dans leur intensité selon chaque malade, ils méritent une étude détaillée.

Douleur. — Non seulement la douleur est un des phénomènes précoces du cancer généralisé, mais elle en est aussi un des plus constants et des plus pénibles. Supportable au début, elle prend souvent dans les derniers jours une intensité plus grande.

Chaque malade présente un genre de douleur spécial, et nous avons déjà, à propos du début, indiqué sommairement les variations de ce symptôme. Elle est la plupart du temps localisée au niveau de l'ombilic et des hypochondres, ou bien dans le bas-ventre. Tantôt elle est vive et lancinante, tantôt elle est sourde et gravative ; tantôt elle est localisée, tantôt elle s'irradie dans la poitrine, le dos, les reins, les aines, les membres inférieurs, les épaules. Elle est spontanée, mais les efforts et les pressions l'exagèrent. Dans quelques cas, les malades les ont comparées à celles qu'on ressent au terme d'une grossesse.

2° *Troubles digestifs.* — La constipation est de règle dans le cancer généralisé du péritoine.

Ce n'est que dans très peu de cas que l'on a pu observer la diarrhée ; encore ne s'est-elle montrée que tout au début ou dans la période finale : elle peut alors coïncider avec un relâchement des sphincters, avec une incontinence des matières.

L'absence d'appétit, l'anorexie est un signe ordinaire du début de la maladie ; elle coïncide avec l'amaigrissement de l'individu et ne le quittera plus jusqu'à la fin. En même temps, les digestions sont difficiles, lentes, incomplètes, s'accompagnent de nausées, de pyrosis, de vomissements. Tout l'appareil digestif est frappé et ne remplit qu'imparfaitement ses fonctions.

Les vomissements sont alimentaires ou se montrent en dehors de toute alimentation et sont constitués par des matières glaireuses. Ils consituent un phénomène grave ;

souvent ils sont l'indice d'un état inflammatoire du péritoine et s'accompagnent de fièvre légère, de malaise.

Dans nombre de cas, les vomissements ne se montrent et surtout ne deviennent rebelles que dans les derniers jours de la maladie. Alors toute alimentation devient impossible, le lait même est parfois rejeté : l'inanition devient un des éléments de la cachexie, qui, dans cette maladie, est la cause de la mort.

Indépendamment de ces troubles fonctionnels, on peut voir survenir dans le tube digestif des accidents qui sont dus au rétrécissement du calibre des intestins par le tissu cancéreux. Ce sont ceux de l'occlusion intestinale incomplète ou du rétrécissement de l'intestin. C'est surtout alors qu'il existe du météorisme, des temps de constipation suivis de débâcles. Nous n'avons pas vu mentionner d'occlusion intestinale complète par ce mécanisme.

3° *Troubles urinaires.* — Généralement l'urine est rouge, laisse déposer des sédiments uratiques : elle est rare et d'une densité considérable 1020, 1028. Souvent les malades ont de l'incontinence d'urine dans la dernière période de l'affection.

4° *Troubles généraux.* — La *fièvre* n'existe pas ou est peu intense et ne dépasse pas 38°. Cependant s'il existe des phénomènes de péritonite aiguë comme on en a signalé dans quelques observations, la température s'élève au delà de ce chiffre.

Malgré l'absence de fièvre notable, rapidement le carcinome du péritoine amène un facies spécial caractérisé par un amaigrissement considérable, une teinte bistrée de la peau. Si on découvre le malade, on est frappé de la maigreur du thorax et des membres supérieurs coïncidant avec un œdème et par suite le développemeut considérable du ventre et des membres inférieurs.

Dans quelques observations, ce facies, cette maigreur ne sont pas notés. Les malades avaient conservé au moins au début un teint rosé et les couleurs de la bonne santé. L'embonpoint lui-même restait considérable et masquait au clinicien l'état de l'abdomen. Ainsi donc rien de constant, et ce serait folie encore ici de compter sur la teinte « jaune paille » pour déceler la nature de l'affection abdominale.

5° Etat du ventre. — Le ventre est dans tous les cas augmenté de volume et, pour expliquer cette augmentation, trois causes peuvent être invoquées : l'ascite, la présence de tumeurs dans la cavité et la paroi abdominales, la distension des intestins par les gaz.

Ascite. — Elle est à peu près constante dans le cas de carcinome généralisé du péritoine. Elle devient même rapidement volumineuse au point de gêner la palpation des parties profondes et de créer, en refoulant le diaphragme, une gêne à la respiration. Cette ascite présente des particularités que nous devons mentionner. Comme les intestins sont souvent adhérents, soit entre eux, soit avec les parois abdominales, il en résulte que le liquide ne se déplace pas aussi facilement que dans les ascites sans péritonite, et d'autre part que les intestins ne gagnent pas les parties supérieures de la couche liquide comme ils devraient le faire, grâce à leur légèreté relative. Ainsi dans le décubitus horizontal, la sonorité au niveau de la région épigastrique ou ombilicale peut manquer ; si on fait coucher le malade sur le côté gauche ou le côté droit, la sonorité peut persister dans les parties déclives. Il en résulte aussi que le flot du liquide se propage moins facilement que dans une ascite sans adhérences des intestins.

Si on fait la ponction, il sort en général un liquide renfermant des hématies, abondant, d'une densité considérable (voyez Anatomie pathologique). Après la ponction on peut percevoir parfois des frottements péritonéaux (13, 21).

Tumeurs. — Si on palpe le ventre pour y chercher l'existence de tumeurs, la main peut percevoir des productiens morbides, soit dans la paroi elle-même, soit dans la cavité abdominale.

Dans la paroi, il faut examiner avec soin la région ombilicale, l'ombilic, les régions inguinales et le tissu cellulaire sous-cutané qui revêt la cavité abdominale et même la cavité thoracique.

Dans la région ombilicale on peut percevoir des plaques profondes (plaques péritonéales cancéreuses) ; le mamelon ombilical peut être dur et cancéreux.

Les régions inguinales présenteront l'engorgement des gauglions inguinaux, signe sur lequel M. Gueneau de Mussy appelle l'attention dans une clinique et dont l'importance lui a été enseignée par Chomel : « Dans le cas de cancer du péritoine, dit-il, il y a souvent des plaques cancéreuses sous la séreuse de la paroi abdominale, quelquefois dans cette paroi elle-même, et les ganglions inguinaux peuvent sentir le retentissement de ces localisations morbides. »

La palpation des régions inguino-crurales et ombilicales peut encore révéler l'envahissement cancéreux des sacs herniaires.

Dans le tissu cellulaire sous-cutané, il peut exister des plaques cancéreuses, comme celles qui, dans une observation, s'étaient développées autour des piqûres faites pour évacuer le liquide de l'abdomen.

Enfin, on peut constater, non seulement dans la région abdominale, mais dans tout le tissu cellulaire sous-cutané, et même dans les muscles *ces grains cancéreux* auxquels M. Millard, notre excellent maître (Société anatomique, 1876), attache une si grande importance et qu'il ne manque jamais de chercher en présence d'une affection viscérale qu'il suppose de nature suspecte.

L'examen de la cavité abdominale, dans un peu plus de la moitié des cas, permet de percevoir la présence du néoplasme. La main, dans une palpation méthodique, sent des tumeurs multiples, arrondies, du volume d'un marron ou d'une petite noisette, dont quelques-unes peuvent paraître mobiles dans la cavité du ventre (20). Les tumeurs peuvent être plus volumineuses; on a parfois la sensation d'une tête de fœtus (36), et dans quelques cas la tumeur remplit la cavité abdominale (11).

Dans un cas de ce genre (11) et dans un autre publié par M. Vidal à la Société médicale des hôpitaux, il s'agissait de tumeurs colloïdes, et les présentateurs insistèrent sur un signe spécial à ces tumeurs, savoir : *la fluctuation superficielle.*

Quelquefois on constate simplement que la paroi abdominale n'a pas sa souplesse ordinaire et qu'elle offre cette tension permanente, cette *rénitence*, cette dureté particulière sur lesquelles Grisolle insiste dnns son Traité de pathologie (2).

6° *Toucher vaginal et toucher rectal.* — Ce sont des explorations qu'il ne faut jamais omettre, car elles feront constater souvent une tumeur dans le cul-de-sac péritonéal. L'utérus, quand des productions morbides existent autour de lui, est *enclavé et immobile.*

Marche et durée. — Que le cancer généralisé soit primitif ou consécutif, la marche est à peu près la même. Dans le cancer consécutif, toutefois, les symptômes voilés par l'affection primitive se dessinent difficilement au début et l'affection ne peut être distinguée qu'alors qu'elle est bien établie. De là, une grande difficulté dans la plupart des cas pour fixer la durée de l'affection.

En général, elle évolue rapidement dans un espace de temps qui varie de *deux mois et demi à sept ou huit mois.*

Dans le cas présenté par M. Vidal à la Société des hôpitaux, le cancer eut une durée beaucoup plus longue (deux ans et demi). Mais il ne faut pas oublier que cette observation est sans autopsie et par conséquent n'a pas la valeur des autres.

Ordinairement la maladie suit les phases suivantes. Elle commence par des douleurs dans la région abdominale, puis le ventre enfle et prend bientôt un volume considérable, ou bien, sans douleurs, l'ascite ouvre la scène. La dyspnée devenant excessive, on est obligé de faire des ponctions, une, deux, trois, rarement davantage. Les malades perdent leurs forces et leur embonpoint, leurs fonctions digestives s'altèrent et ils finissent par tomber dans la cachexie.

Quelquefois la marche est interrompue par des phases plus aiguës : le malade vomit sans interruption, les douleurs deviennent plus vives, il y a du malaise, de la fièvre, de l'agitation, puis la maladie reprend sa marche chronique (28).

Terminaisons et complications.— La mort est la terminaison constante de tout carcinome du péritoine. Quel est son mécanisme ? Voilà ce que nous allons examiner.

Ordinairement elle survient par les progrès de la cachexie sans qu'on puisse dire quel est l'organe dont la lésion en est la cause prochaine, sans qu'on puisse dire si l'individu meurt par le cerveau, le cœur ou le poumon. En général la connaissance est complète jusqu'à la fin ; le pouls à un moment donné devient petit et misérable, la respiration s'embarrasse et le malade s'éteint, pour ainsi dire.

Des complications peuvent naître qui sont alors des causes de mort rapide et facilement explicable.

Dans un cas, il y eut effraction d'une tumeur kystique et *péritonite généralisée.* Sans perforation, on peut voir survenir des phénomèmes de *péritonite aiguë* (15) qui emportent rapidement l'individu.

Ailleurs le malade meurt (1, 23) *d'œdème pulmonaire ou même de pneumonie* (7).

D'autres fois encore, les plèvres sont pleines de liquide, il existe des tumeurs dans le médiastin et le mécanisme est *l'asphyxie.*

DIAGNOSTIC.

Le carcinome généralisé du péritoine a été confondu avec un grand nombre d'affections de l'abdomen, avec les kystes hydatiques, les kystes de l'ovaire, avec les affections et tumeurs du foie et des autres organes de l'abdomen, la péritonite tuberculeuse et même la grossesse.

Pour apporter un peu de méthode dans ce diagnostic, nous supposerons deux cas :

1° Il existe un ascite considérable qui empêche la palpation profonde;

2° Il n'y a que peu ou pas d'ascite et on peut explorer les parties profondes.

1er *cas.—Il y a une ascite considérable.* Alors nous rentrons dans le diagnostic général des maladies ascitiques. On demande au malade, qui d'ordinaire a de l'œdème des jambes, si la tuméfaction du ventre a précédé celle des jambes ou si au contraire les jambes ont enflé après le ventre. Dans le premier cas, l'ascite a ordinairement pour cause une affection des organes de l'abdomen, foie, rate, péritoine, annexes de l'utérus ; dans le second, il s'agit d'une maladie du cœur ou des reins ou d'une anémie grave, essentielle ou symptomatique. La difficulté commence quand il s'agit de savoir quel est exactement dans l'abdomen le point malade.

On pense généralement d'abord au foie, et dans plusieurs cas, à l'autopsie, on reconnut que ce que l'on avait pris pour une cirrhose était un carcinome du péritoine. Sans vouloir éliminer successivement les différentes hypothèses diagnostiques, nous indiquerons seulement ce qui, dans le cas présent, peut faire penser à un carcinome du péritoine : c'est l'évolution rapide de la maladie, la présence de tumeurs cancéreuses dans la paroi, de grains cancéreux dans le tissu cellulaire sous-cutané, l'engorgement des ganglions inguinaux, la constipation, la présence d'une tumeur dans le cul-de-sac péritonéal perçue par le toucher vaginal ou rectal.

Dans nombre de cas, les signes sont insuffisants pour permettre un diagnostic ; il n'y a aucun inconvénient à pratiquer alors la paracentèse qui rend accessible la cavité abdominale et les organes qu'elle contient.

Sans recourir immédiatement à l'exploration de l'abdomen, on peut déjà tirer des conclusions de la nature du liquide écoulé.

Si le liquide est sanguinolent, renferme une grande quantité d'hématies, il est probable qu'il s'agit d'un carcinome généralisé du péritoine.

Cependant il n'y a là rien d'absolu, car des hématies peuvent se rencontrer dans les autres variétés de péritonites, tuberculeuse ou chronique simple. « Les ascites hémorrhagiques, dit Cruveilhier (Atlas d'anatomie pathologique, 37e livraison), appartiennent bien plutôt aux péritonites tuberculeuses qu'aux maladies cancéreuses du péritoine, » et Andral cite plusieurs cas où, à l'autopsie, il s'écoula du liquide sanguinolent dans des péritonites tuberculeuses. Mais rarement on aura l'occasion de pratiquer la ponction dans la péritonite tuberculeuse, car d'ordinaire l'ascite est peu considérable. Parmi un grand nombre d'observations que nous avons consultées, nous n'avons trouvé que deux cas de ces péritonites dans lesquels on ait fait la ponction : l'un est mentionné dans la clinique de M. Gueneau de Mussy, l'autre est consigné dans la thèse de Tapret; encore dans celui-ci une cirrhose existait en même temps que la péritonite tuberculeuse. Dans la péritonite cancéreuse, au contraire, la paracentèse doit être faite très souvent.

Dans la péritonite chronique simple, l'épanchement hémorrhagique peut exister encore. C'est ainsi que, cette année, chez M. Millard, nous pûmes constater chez un tuberculeux ascitique, que l'on avait ponctionné plusieurs fois, un liquide sanguinolent. A l'autopsie nous trouvâmes la paroi abdominale tapissée par des hématomes, c'est-à-dire par des néo-membranes renfermant des globules sanguins en grande quantité entre leurs feuillets. La rupture des vaisseaux qui les sillonnaient avait provoqué une hémorrhagie interstitielle et en même temps une hémorrhagie intra-péritonéale. Toutefois c'est là un fait rare : nous n'en connaissons qu'un autre cas rapporté par M. Legroux dans les bulletins de la Société anatomique.

Comme, en résumé, la ponction est exceptionnelle dans la péritonite tuberculeuse, qu'un épanchement ascitique anguinolent dans la cavité abdominale, en cas de péritonite chronique simple, constitue une rareté, cette donnée diagnostique *que la présence d'un liquide hématique indique ordinairement l'existence d'un cancer du péritoine*, sans être absolue, peut être conservée.

Il est un élément qui, trouvé dans le liquide ascitique, constitue un signe pathognomonique, c'est la cellule cancéreuse. Nous l'avons reconnue dans l'observation II, et dans d'autres cas que nous rapportons (23, 25) même constatation a été faite. Non seulement on a alors une preuve de l'existence du cancer, mais on peut même en déduire la variété de la tumeur.

Pour trouver facilement ces éléments, il faut laisser reposer un jour le liquide et examiner les parties solides qui ont gagné le fond du vase.

2e *cas.* — *Il n'y a que peu ou pas d'ascite.* Nous rangeons dans cette catégorie les malades qui se présentent ainsi d'emblée et ceux à qui on a pratiqué une paracentèse. Nous sommes ici en présence d'une tumeur dont il faut reconnaître la nature.

En effet, comme nous l'avons dit précédemment, dans le cancer du péritoine, on perçoit une tumeur ou une série de tumeurs, occupant une des parties de la cavité abdominale, ordinairement la région ombilicale (grand épiploon), tantôt formant une nappe résistante, tantôt constituant une masse circonscrite, généralement d'une dureté moyenne et présentant, si c'est un cancer colloïde, une fluctuation superficielle.

Ces tumeurs ont pu en imposer pour un kyste hydatique, un cancer du foie, un cancer de l'estomac, un kyste de l'ovaire, un utérus gravide, une péritonite tuberculeuse. Voyons quels éléments pourront nous permettre de distinguer ces affections.

Les kystes hydatiques du foie forment une poche plus ou moins vaste, ordinairement régulière, lisse, fluctuante ou rénitente, présentant quelquefois, rarement, le frémissement hydatique, se déplaçant avec le foie dans les mouvements du diaphragme. En cas de doute, on pourrait recourir à une ponction exploratrice qui lèverait tous les doutes.

Dans le cancer du foie, la tumeur se développe rapidement, occupe l'hypochondre droit. Comme toutes les autres tumeurs du foie, elle s'élève pendant l'expiration et s'abaisse pendant l'inspiration.

Le cancer de l'estomac est reconnu souvent dès le début par les phénomènes fonctionnels qu'ils déterminent. S'il s'agissait d'un « cancer latent, » ce n'est guère que par l'absence d'ascite et des autres signes du cancer du péritoine qu'on pourrait établir le diagnostic.

Les kystes de l'ovaire naissent dans une des fosses iliaques, envahissent ensuite l'abdomen en se rapprochant de la ligne médiane. Ils sont rénitents ou fluctuants, ont une lente évolution et ne s'accompagnent que tardivement de troubles généraux.

La situation de la tumeur et son évolution seront aussi les meilleurs signes diagnostiques dans le cysto-sarcome de l'ovaire.

Des malades atteintes de cancer du péritoine ont bien pu croire qu'elles étaient enceintes, mais le médecin ne peut guère s'y tromper. Il ne trouvera aucun signe de grossesse : le col de l'utérus a conservé sa fermeté, les battements du cœur du fœtus ne s'entendent point. La palpation fait reconnaître des tumeurs, mais qui ne ressemblent en rien à celles qu'on perçoit dans les cas de grossesse ; on sent des bosselures, des saillies irrégulières, immobiles, ne présentant aucun mouvement spontané : on ne perçoit ni le ballottement ni les signes distinctifs des différentes parties fœtales.

La péritonite tuberculeuse évolue moins rapidement que le carcinome généralisé du péritoine. L'apparition des premiers signes est ordinairement précédée de diarrhée symptomatique d'ulcérations intestinales de nature tuberculeuse. Le ventre est rénitent, renferme rarement des masses circonscrites. L'ascite est peu volumineuse et nécessite exceptionnellement la ponction. L'examen de la poitrine est un des points les plus importants du diagnostic. Si l'on entend des craquements aux sommets, il s'agit probablement d'une péritonite tuberculeuse. L'âge du malade n'a aucune importance, comme on pourra en juger à l'article étiologie.

ETIOLOGIE.

L'étiologie des maladies cancéreuses en général s'applique à l'étiologie du carcinome généralisé du péritoine, et nous n'avons pas l'intention de résumer ici ce que beaucoup d'auteurs ont fait d'une façon consciencieuse en s'appuyant sur les statistiques.

Notre sujet nous impose seulement de chercher s'il existe quelques particularités à l'égard du carcinome du péritoine en particulier. L'exposé de l'âge et du sexe de nos malades nous a paru seul intéressant.

Sur 44 individus dont nous avons étudié l'observation, il y eut 27 femmes et 17 hommes, soit une proportion plus grande de femmes.

D'après l'âge indiqué seulement chez 41 d'entre eux, on peut faire le classement suivant :

De 10 à 20.	1 cas.
20 à 30.	9 »
30 à 40.	5 »
40 à 50.	4 »
50 à 60.	13 »
60 à 70. , ...	4 »
70 à 80.	5 »

Il y a donc un maximum de fréquence de 20 à 30 ans ; de 30 à 50, le nombre des cas diminue, pour atteindre un nouveau maximum entre 50 et 60 ans.

PRONOSTIC ET TRAITEMENT.

Nous avons peu de mots à dire du pronostic ; comme dans toutes les maladies cancéreuses, il est fatal à une échéance plus ou moins longue.

D'après les cas que nous rapportons, nous pouvons cependant constater que parmi les carcinomes il en est peu qui tuent en aussi peu de temps. C'est en trois mois, quatre mois généralement que la maladie évolue. Il est exceptionnel de constater, comme dans l'observation de M. Vidal, une survie de 2 ans et demi.

Le traitement sera simplement palliatif et consistera en moyens propres à diminuer la douleur et à parer aux accidents de suffocation que pourrait déterminer l'ascite.

On atténuera la douleur au moyen de cataplasmes laudanisés, d'onctions avec des pommades à la belladone, etc., et en particulier au moyen des injections hypodermiques de chlorhydrate de morphine.

Dès que l'ascite aura pris des proportions considérables, qu'elle sera une entrave aux mouvements respiratoires, il faudra pratiquer la ponction au moyen d'un trocart ordinaire ou d'un trocart capillaire et de l'aspiration.

APPENDICE.

Des rapports entre le carcinome du péritoine et la péritonite cancéreuse. — En commençant ce travail, nous avons dit que des auteurs employaient indifféremment pour désigner la même affection les termes de carcinome du péritoine et de péritonite cancéreuse : c'est là une chose que nous ne saurions accepter. Il y a la même différence qu'entre la tuberculose méningée et la méningite tuberculeuse, ou pour prendre un exemple plus commun, qu'entre le tubercule du poumon et la pneumonie tuberculeuse, qu'entre une cause et un effet. Les productions cancéreuses jouent dans le péritoine le rôle d'épine comme le fait le tubercule dans le poumon. Il n'y a pas une inflammation spécifique du péritoine enfantant les productions cancéreuses : ce sont celles-ci qui précèdent et causent l'inflammation.

Les rôles de chacun sont du reste entièrement définis. Au carcinome appartiennent les productions caractéristiques que nous avons vues dans le péritoine; à la péritonite les épanchements purulents, les néo-membranes. S'agit-il des symptômes? Le carcinome se traduit par les tumeurs, la cachexie; la péritonite par le météorisme, la douleur, les vomissements, la fièvre.

Le carcinome est l'agent principal; aussi il est constant et toujours fortement accentué. La péritonite est variable dans son intensité; souvent moyenne, parfois elle prend une allure plus vive et emporte rapidement le malade, parfois elle manque absolument.

C'est elle qui donne au cancer du péritoine une physionomie spéciale; celui-ci, si elle n'existait pas, ne se manifesterait souvent que par la tumeur et les signes de cachexie comme certains cancers de l'estomac par exemple.

OBSERVATIONS

Observation I (personnelle).

Carcinome kystique développé dans les ligaments larges. Péritonite cancéreuse consécutive. Autopsie.

Joséphine C..., 59 ans, journalière, est entrée le 13 janvier 1876, salle Sainte-Claire, nº 35.

Le père de la malade est mort à 58 ans d'une affection pulmonaire chronique. La mère est morte à 78 ans d'une affection du genou, dont la malade ne peut déterminer la nature. Tout ce dont elle se souvient, c'est qu'on appliquait de la ciguë sur le mal et qu'il survint un gonflement ganglionnaire du pli de l'aine. Deux frères sont morts de maladies aiguës.

Elle n'a pas présenté de manifestations scrofuleuses dans l'enfance, n'a eu ni rhumatisme, ni affection cutanée. Elle a eu un enfant, une fille qui a maintenant 34 ans et se porte bien. Elle eut ensuite deux fausses couches et les médecins qu'elle consulta à ce sujet lui dirent alors qu'elle n'amènerait plus d'enfant à terme parce qu'elle avait une descente de matrice attribuée par eux à ce fait que la malade s'était levée le jour même de son accouchement.

Il y a un an, elle s'aperçut que son ventre était lourd et appela un médecin qui constata la présence d'une ascite et dit que cette affection remontait à six mois environ.

Elle se décida à entrer à l'hôpital Beaujon, dans le service de M. Millard, le 28 septembre 1878 ; elle en sortit le 30 décembre. Pendant ce temps, on lui fit une ponction abdominale qui donna issue à 6 litres et demi de liquide citrin et on mit des vésicatoires sur le ventre. Elle eut, pendant ce séjour à l'hôpital, du muguet et des affections pulmonaires dont elle n'a pu retenir le nom.

Le 13 janvier, elle rentre dans le service de M. Millard, salle Sainte-Claire.

Etat actuel. — Œdème des membres inférieurs qu'elle a constaté il y a quinze jours environ. L'œdème est bien plus prononcé à gauche où l'on trouve au milieu de la cuisse une circonférence de 0 m. 50, tandis qu'à droite, on ne trouve au même point que 0 m. 42. On ne sent pas de cordons durs dans la cuisse et il n'y a pas lieu de songer à une phlébite.

Abdomen. — Ascite considérable. Circonférence au niveau de l'ombilic, 1 m. 17. Longueur de l'appendice xiphoïde au pubis, 0 m. 45. En prenant cette mesure, nous sommes frappé d'un détail : l'ombilic est fortement dévié à gauche et s'écarte du plan vertical d'environ 0 m. 05.

A la palpation, on ne sent pas de masses volumineuses, mais dans les fosses iliaques droite et gauche, on perçoit une rénitence superficielle que l'on attribue à des adhérences entre la paroi abdominale et les intestins ou à une tumeur. La malade ne se plaint d'aucune douleur dans le ventre, sauf par instants au creux épigastrique. Le foie n'est pas notablement augmenté de volume. La rate ne déborde pas les fausses côtes. Quelques veines développées sur la paroi abdominale. L'ombilic est soulevé par de la sérosité.

Thorax. — En avant, examen absolument négatif. En arrière pas de matité anormale; à l'auscultation, frottements dans les deux fosses sus-épineuses.

Perte absolue de l'appétit. Depuis une quinzaine de jours, la malade ne peut conserver ses matières fécales. L'urine est épaissie et laisse déposer des sels rougeâtres sur les parois du vase. Soif ntense et vomissements dès que les liquides ont été absorbés. Amaigrissement notable. La malade ne se lève pas ; elle ne pourrait marcher. Conservation de la sensibilité. Pas de zone d'anesthésie au niveau de la paroi abdominale.

Toucher vaginal. — Utérus légèrement descendu, absolument immobilisé. Si on cherche à le repousser en haut, on perçoit une résistance énorme qui ne paraît pas due à une tumeur développée dans l'utérus même, mais dans les annexes. Par les culs-de-sac, on perçoit encore mieux les parties résistantes, on les touche du doigt, mais on n'arrive pas à circonscrire des masses lobulées. La malade depuis dix ans n'a pas perdu de sang et il n'y a pas lieu de supposer qu'il existe une tumeur fibreuse dans les parties inaccessibles de l'utérus. L'affection néoplasique paraît localisée sur les parties latérales du petit bassin, avec empiètement dans les fosses iliaques.

15 janvier. La malade ne peut s'alimenter et il est évident que sa fin est prochaine. Les vomissements sont incessants et amènent les plus vives angoisses, la face est cyanosée ainsi que les lèvres.

Le 29. Dans la soirée, la malade se plaint plus que de coutume de son ventre ; elle est plus cyanosée encore. Ponction. On retire 7 litres de sérosité sanguinolente. Densité, 1018. Un peu de fibrine et de nombreux globules sanguins ont formé le lendemain dans les bocaux deux caillots dont l'un a une longueur de 0 m. 15 et une épaisseur de 0 m. 02.

Le 30. La malade dit mieux respirer, mais elle vomit toujours. L'alimentation est toujours impossible. Les douleurs abdominales sont très supportables et la malade ne s'en plaint pas si on ne l'interroge pas à ce sujet. Un peu de rénitence profonde dans l'abdomen.

Le 12. L'amaigrissement est extrême à la face et au niveau du thorax. Le ventre est volumineux ainsi que les membres inférieurs. La malade se plaint maintenant de souffrir du ventre.

Le 15 soir. Paracentèse. 3 litres et demi de liquide rougeâtre. La malade meurt quelques heures plus tard.

Autopsie. — La cavité péritonéale est remplie d'un liquide séro-sanguinolent. L'attention est immédiatement attirée par l'aspect du grand épiploon qui est parsemé de granulations blanchâtres et forme une sorte de gâteau d'une hauteur de 3 à 4 centimètres seulement, mais fort épais. En comprimant légèrement ce gâteau, on fait sortir un liquide blanchâtre, épais, qui n'est autre que ce qu'on décrit sous le nom de suc cancéreux. L'intestin grêle est d'un rouge violacé. Cette coloration se prolonge vers les lames du mésentère. Au niveau du bord de l'intestin contigu à l'insertion mésentérique, existent des noyaux cancéreux nombreux et irrégulièrement disséminés dans la cavité. Il en existe moins au niveau du gros intestin. Les ganglions lombaires sont durs et présentent la dégénérescence cancéreuse. La paroi abdominale elle-même est couverte de granulations cancéreuses qui montent vers l'ombilic, le long de l'ouraque et des artères ombilicales; au niveau de l'ombilic lui-même, on trouve un champignon cancéreux de la dimension d'une moitié d'amande.

L'utérus et les annexes présentent les lésions les plus remarquables. Nous ouvrons l'utérus sur la ligne médiane. Cet organe paraît sain jusqu'au niveau de son fond; alors on trouve les deux trompes dilatées, remplies d'un détritus grisâtre, ulcérées superficiellement. Au bout de 2 ou 3 centimètres, on ne peut plus suivre les trompes, on arrive sur des masses indurées par places, fluctuantes en d'autres, qui paraissent dépendre des ovaires et en tout cas occupent les ligaments larges. Ces masses donnent, par une section, un aspect lardacé et il s'écoule un suc abondant. A gauche, un kyste de la dimension d'un œuf de poule, à parois minces et blanchâtres, à côté des parties dures. A droite, on trouve aussi un kyste et en retournant celui-ci comme un doigt de gant, on fait saillir un champignon, de la grosseur d'un marron d'Inde, bosselé, presque pédiculé, présentant des tractus rougeâtres dans l'intérieur et des parties blanchâtres d'où s'écoule par le raclage un suc abondant.

Le foie est gros. La rate petite et normale. Les reins ne présentent pas d'altération notable. Un peu d'athérome du cœur, des valvules mitrales. Rien aux poumons.

L'examen du suc cancéreux et de la trame des tumeurs nous a permis de conclure à un carcinome encéphaloïde.

Observation II (personnelle).

Péritonite cancéreuse. Autopsie.

L..., 73 ans, maçon, est entré le 10 février 1879, salle Saint-François, n° 27.

Ce malade nous est entré avec une recommandation d'un médecin qui le disait atteint d'*occlusion intestinale* : « Il n'avait pu aller à la selle depuis près de trois semaines; malgré 100 grammes d'huile de ricin et 2 gouttes d'huile de croton par la bouche à plusieurs reprises, malgré des lavements purgatifs répétés, etc., il n'avait rendu que très peu de matières. »

Il nous a donné lui-même très peu de renseignements sur son état antérieur. Il était mal portant, disait-il, depuis environ un an. Il ne vomissait pas, il n'avait pas rendu de sang par les garde-robes.

Etat actuel. — Très peu d'œdème des jambes. Tuméfaction de la paroi abdominale qui est due à un météorisme considérable, mais aussi à la présence d'une certaine quantité de liquide, ainsi que le révèle la percussion des parties déclives. L'embonpoint du sujet rend les recherches très difficiles. On ne perçoit aucune tumeur. Le foie, au dire de M. Millard, est augmenté de volume. Rien d'important à noter pour le cœur et les poumons.

11 février. Très vives douleurs dans le ventre qui empêchent le malade de dormir et lui arrachent des cris. Efforts de vomissements incessants.

Le 12. Ponction qui laisse sortir 7 litres de liquide jaune très foncé. Après la ponction, on perçoit, des rénitences localisées dans la cavité abdominale.

Le liquide après dépôt permet de voir, à la partie inférieure du vase, des parties blanches mêlées et des parties rouges. L'examen microscopique montre que ce dépôt est constitué par des globules sanguins crénelés, des globules blancs et de grandes cellules polymorphes à noyaux multiples données comme caractéristiques du suc cancéreux.

Le 13. Même état, malgré la ponction. Les douleurs restent très vives et ne sont calmées que par l'injection hypodermique.

Le 14. Mort.

Le diagnostic avait été, même avant la ponction : péritonite cancéreuse. L'examen du liquide vérifiait pleinement cette assertion de M. Millard.

Autopsie. — Ouverture de la cavité abdominale. Deux litres de liquide jaune foncé s'en échappent. En écartant les deux lèvres de l'incision du ventre, on est frappé immédiatement par l'aspect du grand épiploon parsemé de noyaux blanchâtres autour desquels la séreuse présente une vascularisation considérable. A la partie supérieure de ce grand épiploon, au niveau du point où il s'insère à la grande courbure de l'estomac existe une plaque chondroïde de la dimension de la paume de la main, de 0 m. 01 d'épaisseur, présentant un aspect blanchâtre, qui contracte avec l'aspect rougeâtre du grand épiploon. Au niveau de l'insertion mésentérique de l'intestin grêle et au niveau de l'insertion du mésocôlon sur le côlon, on trouve des granulations jaunâtres dont la dimension varie depuis un grain de millet jusqu'à un noyau de cerise. Quelques unes présentent même un développement plus considérable. Les mêmes grains jaunes se retrouvent au niveau de la partie convexe de l'intestin, mais beaucoup moins nombreux. Il en existe très peu dans cette partie du mésentère qui s'insère à la colonne vertébrale. On en trouve également sur toute la paroi abdominale et surtout sur le trajet de l'ouraque et des artères ombilicales jusqu'à l'ombilic où est un noyau considérable. Le péritoine diaphragmatique en est tapissé et, à ce niveau, ces granulations forment en se réunissant des plaques considérables. Sur la face pleurale du diaphragme, on retrouve quelques granulations assez développées, peu nombreuses en somme.

Examen des viscères. — *Foie.* Considérablement augmenté de volume, il présente un aspect jaunâtre qui tient à la dégénérescence graisseuse. Au niveau de l'incision du péritoine sur sa face convexe, les noyaux cancéreux se retrouvent et paraissent s'étendre sur la face convexe en devenant de plus en plus petits. L'odeur est celle du foie gras.

A la coupe, on retrouve les caractères d'un foie moyennement graisseux. Vers la partie centrale existe un noyau blanchâtre de la dimension d'une petite noix et à côté un noyau plus petit. Poids : 2 kil. 100.

Estomac. — Il est rempli de liquide. Il paraît contenu dans un véritable sac de tissu cancéreux, du moins quant à la partie pyloryque. Au niveau de la grande courbure et de la grosse tubérosité, il n'existe pas de productions cancéreuses. Nous ouvrons l'estomac, le long de la grande courbure. La muqueuse dans toute son étendue paraît saine, mais au niveau du pylore la plaque volumineuse que nous avons mentionnée au début constitue un canal inextensible qui ne laisse pas passer deux doigts. L'épaisseur du tissu morbide au niveau du pylore est de près de 0,04. Quoiqu'il n'y ait rien dans la petite courbure, l'épiploon gastro-splénique est farci de granulations et présente une épaisseur de 0 m. 02.

Rate. — Elle paraît normale. La capsule est seulement un peu épaissie.

Reins. — Graisseux à gauche. Dans le rein droit, on trouve un noyau ovalaire de la dimension d'une amande.

La muqueuse du gros intestin est saine.

Les tuniques externes sont rétrécies par le néoplasme; il en résulte une diminution du calibre.

La muqueuse de l'intestin grêle est absolument saine.

Ganglions mésentériques dégénérés, cancéreux.

Aorte athéromateuse.

Ganglions du médiastin cancéreux.

Cœur. — Surcharge graisseuse. Dilatation générale des cavités. Légère hypertrophie du ventricule gauche. Valvules mitrale et tricuspide intactes. Athérome des valvules aortiques.

Les *poumons* ne présentent rien de particulier à noter, sauf un peu d'hypostase.

La plèvre pariétale dans ses portions costale et médiastine n'offre aucun grain cancéreux.

Rien de particulier à noter dans le cerveau et les méninges.

Observation III (personnelle).

Péritonite cancéreuse. Ulcération ombilicale. Autopsie.

Rac... (Rose Alexandrine), 60 ans, ménagère, entrée le 20 avril 1876, hôpital Temporaire, salle Saint-François, service de M. le Dr d'Heilly.

Cette femme n'a pas fait de maladies antérieures graves. Elle ne se souvient que de névralgies et de douleurs articulaires qui l'ont fait souffrir pendant longtemps.

Il y a deux mois et demi, elle fut prise de douleurs vives dans les jambes et dans l'aine droite. Elle donne même une date plus positive au début de son affection. Il remonte au jour où elle s'aperçut que son ombilic était volumineux, dur et ulcéré. En même temps il existait à ce niveau une douleur persistante. L'ulcération était superficielle, elle se couvrit d'une croûte qui tombait à de certains intervalles, laissant l'ulcération à nu. La douleur resta très vive en ce point. La malade a rendu il y a trois mois un peu de sang dans les selles. A cette même époque, elle eut une diarrhée qui dura trois semaines environ. Depuis elle est toujours constipée. Elle vomit de temps en temps ses aliments sans qu'elle puisse indiquer la cause de ces vomissements. Elle ne mentionne aucun trouble du côté de l'utérus.

L'attention est immédiatement attirée vers l'abdomen qui est très volumineux. Ce volume est dû à la graisse qui donne à la paroi abdominale une épaisseur considérable et à l'ascite qui pourtant n'est pas excessive. L'ombilic fait saillie par son mamelon, qui présente au centre une induration très notable et sur cette induration une légère ulcération de quelques millimètres d'étendue par laquelle suinte un peu de pus sans caractère particulier.

Par la palpation de la paroi abdominale, on constate superficiellement, autour de l'ombilic, une plaque de 5 à 6 centimètres carrés qui paraît être due à un épaississement de la paroi. Plus profondément, on sent dictinctement des masses dures, arrondies, surtout faciles à percevoir au niveau du flanc et de l'hypochondre gauches. Ces masses semblent lisses. Il existe quelques petits ganglions dans les aines. Le toucher vaginal permet de sentir l'utérus comme enclavé dans une masse de nature inconnue. La lèvre postérieure du col a une dureté ligneuse.

Pas d'œdème des extrémités. Pas d'albuminurie. Quelques râles dans la poitrine. Rien à noter au cœur. Teinte subictérique.

15 mai. Depuis le 9, la malade a des vomissements tels que toute alimentation est presque interdite. Elle ne digère plus qu'une très petite quantité de lait. Le ventre est ballonné. L'ascite a notablement augmenté. Il est impossible maintenant de sentir les tumeurs superficielles et profondes. De plus, la malade a du ténesme vésical. Les selles sont très difficiles et ne peuvent se faire sans lavements. Si l'on pratique le toucher rectal, on sent le doigt comprimé par une tumeur située dans le cul-de-sac utéro-rectal. Les jambes sont œdématiées.

Le 19. La malade se plaint de respirer difficilement. Ses lèvres sont cyanosées.

Le 20. Paracentèse abdominale. Il sort 5 à 6 litres de sérosité sanguinolente. Les tumeurs déjà signalées sont de nouveau très facilement perçues après l'opération. On distingue une plaque indurée considérable, ayant envahi tout le côté gauche de l'abdomen et se prolongeant sur la ligne médiane. L'induration péri-ombilicale est très nette. Après la ponction, la paroi abdominale est revenue sur elle-même; l'ombilic a conservé son aspect et ne s'est pas enfoncé.

Le 24. La malade est trouvée hémiplégique. Cette hémiplégie siège dans tout le côté droit, à la face comme aux membres. L'aphasie est à peu près complète. La sensibilité persiste. La température dépasse un peu la normale : 38,5. Le pouls est très rapide : 136.

La mort survient dans la nuit.

Autopsie. — L'incision de la cavité abdominale est faite sur les parties latérales de manière à conserver l'ombilic ulcéré et l'induration péri-ombilicale. 3 à 4 litres de sérosité sanguinolente s'écoulent par l'ouverture. L'intestin est vascularisé et parsemé de petits noyaux durs qui siègent dans toute son étendue et surtout au point de l'insertion mésentérique. Devant les intestins, on trouve une masse considérable qui occupe presque toute l'étendue de la portion gauche de la cavité abdominale. Cette tumeur principale, qui se trouve au lieu où existait le grand épiploon, adhère à la face antérieure de l'estomac. Elle est lobulée, granuleuse, rétractée en certains points. La coloration n'est pas uniforme; d'une manière générale elle est d'un rouge intense. En quelques points, elle présente une coloration jaunâtre qui correspond aux parties graisseuses de l'épiploon restées intactes. La paroi abdominale antérieure est parsemée de nodosités correspondant à autant de noyaux développés sur le feuillet pariétal du péritoine.

Au niveau de l'ombilic, il existe une plaque indurée d'environ 10 centimètres de longueur sur 5 de largeur, plaque que l'on sentait très bien pendant la vie au travers des téguments. L'induration de cette plaque se continue avec une induration semblable qui siège dans le ligament suspenseur du foie. La néoplasie semble s'être développée à partir du péritoine diaphragmatique jusqu'à l'ombilic pour y former la plaque décrite.

Si l'on fait une coupe à travers la paroi abdominale, au niveau de l'ombilic, on voit que le mamelon ombilical a été envahi par le cancer et se trouve formé par un tissu absolument analogue à celui qui constitue la plaque péritonéale. Les deux portions, plaque du péritoine et mamelon envahi, sont séparées par un tractus aponévrotique qui n'a pas empêché la propagation. Quant à l'ulcération, elle est cratériforme, mais très superficielle.

Le péritoine viscéral est aussi envahi et présente une induration générale. Dans le cul-de-sac vésico-utérin, on trouve une grande quantité de petites tumeurs arrondies; elles contournent l'utérus à gauche pour gagner le cul-de-sac utéro-rectal. L'utérus est comme englobé par les masses morbides. Sa paroi postérieure est elle-même envahie.

Le péritoine diaphragmatique est induré, mais ne présente en aucun point des masses lobulées. On ne trouve que des plaques épaisses et offrant en certains points une dureté cartilagineuse.

La plèvre diaphragmatique droite est parsemée de divers points blanchâtres qui correspondent à travers le diaphragme aux plaques péritonéales.

Le foie est difficile à détacher des viscères voisins. Les organes du hile ont été comprimés par une masse cancéreuse considérable : c'est ce qui explique l'ascite observée pendant la vie ainsi que l'ictère. La vésicule est remplie d'un liquide très foncé. Dans le foie existent des noyaux durs, blanchâtres, surtout abondants dans le lobe droit où se trouve une masse de la grosseur d'un œuf de poule.

Les reins sont normaux.

La rate est adhérente aux parties voisines. Son hile a été comprimé par la tumeur. Il existe dans son intérieur un noyau cancéreux de la dimension d'une noisette.

L'estomac étreint par la masse placée devant lui et lui adhérant ne pouvait plus se dilater librement, mais la paroi interne n'était pas envahie.

Les ganglions mésentériques sont énormes, durs, et formés par du tissu lardacé.

Les poumons sont congestionnés. Le cœur est normal.

Les coupes pratiquées sur le cerveau n'ont révélé aucun foyer hémorrhagique. On n'a pas trouvé de caillot dans les vaisseaux; rien pour expliquer l'hémiplégie.

OBSERVATION IV (inédite).

(Communiquée par M. Charles Leroux, interne des hôpitaux.)

Cancer des ovaires. Péritonite cancéreuse.

Rousseau (Victorine), âgée de 48 ans, ménagère, est entrée le 13 septembre 1877, salle Sainte-Eugénie, n° 9, service de M. le Dr Dumontpallier.

Toujours bien portante auparavant, cette femme ne serait malade que depuis onze mois. A cette époque, elle a commencé à ressentir des douleurs assez violentes dans le bas-ventre, surtout marquées à droite et s'irradiant quelquefois dans tout l'abdomen. Peu de temps après, elle sentit, en se palpant le ventre, une tumeur, à gauche dans le bas-ventre, du volume du poing environ et facilement appréciable. Cette tumeur, au dire de la malade, aurait disparu depuis quatre mois. Alors, en effet, son ventre augmenta assez rapidement de volume au point que, quelque temps après, il fallut lui faire une ponction abdominale qui donna issue à une assez notable quantité de liquide. Cette opération la soulagea pendant six semaines, et elle se trouvait mieux, bien que ses forces allassent en diminuant. L'ascite revint peu à peu et alors commença à se dessiner la circulation abdominale sous-cutanée.

Mariée depuis 25 ans, cette femme a mis au monde huit enfants en sept fois et fit deux fausses couches. La dernière grossesse a eu lieu il y a sept ans. Toujours bien réglée, elle vit cesser ses règles il y a trois ans, et jamais depuis elle n'eut ni perte rouge, ni perte en blanc.

Etat actuel. — 14 septembre 1877. Le ventre qui était très tendu au point de rendre tout examen impossible a été ponctionné, et, aujourd'hui, par la palpation, on reconnaît que le péritoine est envahi par des noyaux multiples assez durs ; au-dessous de l'appendice xyphoïde, on sent deux petites tumeurs mobiles qui roulent sous la main, l'une du volume d'une noix, l'autre du volume d'un petit œuf ; d'autres noyaux sont répandus dans la cavité abdominale, mais moins mobiles et moins facilement isolables. Dans le petit bassin, on perçoit l'existence d'une masse empâtée, formant tumeur, qui remonte à quatre travers de doigt au-dessus du pubis, plus étendue à droite, bosselée, irrégulière. Les parois abdominales sont sillonnées de veines fortement dilatées. Le foie paraît normal à la percussion. Par le toucher vaginal, on sent un utérus complètement immobile, comme enclavé. La lèvre antérieure du col est saillante et dure. Dans le cul-de-sac postérieur, on sent une tumeur dure, immobile, comme l'utérus.

La ponction a évacué 5 litres et demi d'un liquide rougeâtre, contenant des globules sanguins. La malade après la ponction accuse des douleurs sourdes, profondes, dans l'abdomen.

L'état général est mauvais; cette femme est maigre, cachectique, mais n'offre pas de teinte jaune paille ; la maigreur des membres supérieurs et du thorax contraste avec le volume de l'abdomen. Les membres inférieurs sont œdématiés. Le cœur est sain ainsi que les poumons.

Au bout de quelques jours la malade meurt durant une nuit sans qu'on ait pu savoir la cause prochaine de la mort.

Autopsie. — Les anses intestinales sont complètement revenues sur elles-mêmes, ratatinées, envahies par le cancer. Tous les organes abdominaux semblent au premier abord former un bloc cancéreux, mais en sculptant en quelque sorte les viscères, on voit les détails suivants.

L'estomac, refoulé en haut, est revenu sur lui-même ; sa muqueuse paraît intacte, les orifices sont également sains. La paroi antérieure seule a triplé d'épaisseur. La coupe offre un tissu dur, blanc, nacré et des végétations cancéreuses sur cette face; la face postérieure est saine.

L'intestin grêle est petit, ratatiné dans toute sa circonférence. Toute son étendue est envahie par des noyaux cancéreux, ici en nappes, plus loin sous forme de végétations polypeuses. A la coupe, la muqueuse est saine ; seule la couche péritonéale est envahie.

Le gros intestin présente le même aspect, la même dégénérescence pour les régions complètement entourées par le péritoine ; le côlon ascendant n'est envahi que dans les deux tiers antérieurs de sa circonférence.

Le grand épiploon est complètement ratatiné ; il est envahi dans toute son étendue par le cancer sous forme de saillies polypiformes, du volume d'un pois à celui d'une noix.

Les mésentères sont également envahis. Les ganglions mésentériques sont triplés de volume, ramollis, dégénérés. Le péritoine pariétal offre çà et là quelques noyaux.

Le foie est complètement refoulé contre le diaphragme, il n'a que les deux tiers de son volume normal. Il est dur, renferme de vastes travées scléreuses et présente en même temps de la dégénérescence graisseuse.

Tous les organes du petit bassin forment un magma cancéreux au milieu duquel on isole difficilement les organes.

Le rectum dans sa portion péritonéale est intact, mais la tunique séreuse seule est atteinte.

L'utérus, immobile, est entouré de ce magma cancéreux. Les parois à la coupe sont saines. La vessie est elle-même entourée de productions cancéreuses. La muqueuse est saine. Les annexes de l'utérus ont disparu dans le magma cancéreux ; on ne peut trouver ni les ovaires ni les trompes.

Le cœur, les poumons, la rate ne présentent rien qui soit digne d'être noté.

Observation V (inédite).

(Communiquée par M. Ch. Leroux, interne des hôpitaux.)

Cancer de l'utérus. Péritonite cancéreuse ayant simulé une cirrhose avec ascite.

C..., ménagère, 66 ans, est entrée le 5 février 1877, salle Sainte-Eugénie, n° 37, service de M. Dumontpallier, hôpital de la Pitié.

Pas de scrofule dans l'enfance, pas de fièvre éruptive, pas de rhumatisme. Choléra en 1832. Fluxion de poitrine en 1870. N'a jamais fait d'excès d'aucune sorte. Pas de syphilis. Pas d'antécédents de famille importants. Son mari et ses enfants sont morts phthisiques.

Début. — Depuis le siége (1870), douleurs vagues dans le ventre. Pas de dyspepsie. Pas d'amaigrissement notable.

Vers la fin de 1876, se sent plus faible, commence à maigrir. Le ventre augmente de volume. La respiration est courte. Les douleurs abdominales sont toujours plus marquées à droite. Rien à noter du côté du bas-ventre.

Etat actuel. — Maigreur de la face contrastant avec le volume du ventre. Veines abdominales dilatées ; il est impossible de déterminer le sens du courant ; matité dans les parois déclives.

Peau sèche, écailleuse, œdémateuse, des membres inférieurs et de l'abdomen.

La percussion du foie est douloureuse ; pas de limites bien precises. Il doit être diminué de volume.

Rien d'anormal à l'auscultation des poumons.

Pas de soufle au cœur ; pouls petit, assez régulier.

Pas de douleurs rénales, urine peu depuis longtemps. Dépôt rouge par le repos. Pas d'albumine.

Pas d'ictère.

Rien d'utérin, pas de pertes.

Selles régulières, plutôt constipation. De temps en temps quelques matières glaireuses dans les selles. Aurait eu il y a six mois des selles sanglantes. Sont-elles dues à des hémorrhoides? Il n'en existe pas actuellement.

Quelques troubles dyspeptiques. Vomissements glaireux de temps en temps.

Le diagnostic est : cirrhose hépatique.

Même état jusqu'au 6 mars. Amaigrissement notable.

6 mars. Le ventre est tellement distendu et la gêne de la respiration est telle que l'on pratique la ponction de l'abdomen. On retire 5 litres d'un liquide rougeâtre, fortement albumineux, dans lequel le microscope décèle de nombreux globules sanguins. On croit que ce sang est dû à la rupture de néo-membranes vasculaires.

Le 15. Le ventre a de nouveau augmenté de volume. Affaiblissement. Amaigrissement. Perte totale de l'appétit.

Le 24. Dyspnée considérable, peau sèche, rougeâtre, fendillée. Pneumonie hypostatique du côté gauche. Œdème plus considérable des membres inférieurs.

Le 28. Plus de râles dans la poitrine. 2e paracensèse : 5 litres de liquide sanguinolent.

3 avril. Depuis cinq jours, vomissements muqueux et bilieux plusieurs fois par jour. Pas d'ictère. Peu d'urine. Pas d'albumine.

Amaigrissement et œdème des membres inférieurs plus marqués.

Le 4. Pommettes rouges. Quelques douleurs du côté droit de la poitrine, quelques râles muqueux d'œdème aux bases. Fatigue. Abattement. Langue sèche, rouge, fendillée. 3e paracentèse : 3 litres.

Le 8. Vomissements bilieux persistent. Œdème notable des parois abdominales.

Le 10. Bourrelet hémorroïdal. Face tirée. Pommettes saillantes. Gêne de respiration continuelle. Vomissements.

Le 12. Hémorroïdes fluentes, bourrelet. Traitement : dix sangsues à l'anus.

Le 13. Perte de sang en quantité notable par le vagin.

Le 26. Perte de sang par l'anus. Bourrelet hémorrhoïdal. Dyspnée. Asphyxie. Mort.

Autopsie. — Ouverture de l'abdomen. — Il s'écoule une grande quantité de liquide fortement sanguinolent.

Le péritoine pariétal apparaît très épaissi en certains points et infiltré de noyaux grisâtres, durs, du volume d'un grain de millet à celui d'une lentille ; le péritoine diaphragmatique est lui-même infiltré dans toute son étendue.

Les anses intestinales, revenues sur elles-mêmes, forment des cordons durs, noirâtres, adhérant tantôt entre elles, tantôt avec les parois.

L'intestin grêle sectionné montre : 1° le péritoine très épais, dur, lardacé, et à sa surface des noyaux durs, blancs, gris, disséminés, formant saillie, paraissant superficiels et n'atteignant pas la couche musculaire ; 2° la couche musculaire normale ; 3° la muqueuse épaissie et ecchymosée, mais non ulcérée.

Le gros intestin présente les mêmes lésions, plus accentuées toutefois. Pas d'infiltration apparente dans la couche musculaire.

Les lésions du péritoine, son épaisseur, la confluence et l'étendue des noyaux blanchâtres sont d'autant plus accentuées qu'on se rapproche de l'S iliaque et du rectum.

Rectum. — Mêmes lésions dans la portion péritonéale. La muqueuse dans toute son étendue est violacée, non ulcérée. Il n'existe en ce point aucune trace de rétrécissement. Mais dans la partie en rapport avec l'utérus, il semble que le calibre quoique très perméable soit rétréci, non par une lésion organique du rectum, mais par suite d'adhérences intimes avec l'utérus.

Le cul-de-sac recto-utérin n'existe plus. Quand on cherche à détacher le rectum en avant, on est obligé de le sculpter dans une masse de fausses membranes épaisses et adhérentes, formant un véritable magma. Dans cette masse, à la section, petites cavités kystiques avec liquide brunâtre. Les fausses membranes sont dures, lardacées et infiltrées des mêmes noyaux que le reste du péritoine. Pas d'ulcération de la muqueuse.

A un centimètre de l'orifice anal, paquet d'hémorrhoïdes pédiculées.

Utérus.—Corps volumineux adhérant au rectum. Col normal. En avant, adhérences avec la vessie. Dans les ligaments larges infiltrés et épaissis, on retrouve difficilement les annexes qui du reste sont saines. A la coupe, le corps de l'utérus est lardacé. Grande épaisseur, surtout à la face postérieure. Issue d'un suc laiteux analogue au suc cancéreux.

Le col est effacé, le museau de tanche est ramolli, déchiqueté, noirâtre, sans induration, imbibé de mucus sanguinolent.

La muqueuse est hypertrophiée dans la cavité du corps, injectée dans la cavité du col, noirâtre, ramollie.

Vagin. — Dans les culs-de-sac, la muqueuse est ecchymosée, ulcérée superficiellement.

La vessie est adhérente à l'utérus. La muqueuse est normale.

L'estomac présente un épaississement de la paroi péritonéale, une injection et des plaques ecchymotiques de la muqueuse.

Le foie paraît avoir un volume moindre que le volume normal. Le péritoine est épaissi et renferme des noyaux cancéreux.

A la coupe, pas de noyaux, tissu rouge et de consistance molle.

Reins. — Substance corticale diminuée, à consistance ferme. Injection générale. Pas de dégénérescence graisseuse. Deux ou trois noyaux à la surface, aucun dans l'épaisseur.

Rate dure, présentant une capsule épaissie.

Ganglions lombaires dégénérés.

Les poumons ne présentent que de la congestion des deux bases.

Cœur. — Valvules normales. Parois dégénérées, feuille morte, un peu d'athérome aortique.

Pas d'altérations des os.

Observation VI.

Tumeur cancéreuse de l'abdomen simulant une grossesse.
Cancer nucléaire.

(Tirée du Bull. de la Soc. anat., 1871.)

La nommée R. H..., âgée de 18 ans, est entrée à l'hôpital Saint-Louis, service de M. Hardy, le 11 septembre 1871. Constitution assez bonne, tempérament lymphatico-sanguin. Réglée à l'âge de 14 ans, menstruation régulière, santé très bonne. Au mois de mai dernier, elle s'est crue enceinte ; en effet, elle éprouva quelques-uns des symptômes de la grossesse à son début : dégoût, anorexie, nausées, quelques vomissements. D'abord elle remarque à deux époques une diminution notable des règles, qui ensuite se supprimèrent complètement. Dès l'apparition des phénomènes morbides que nous venons de citer, la malade s'aperçut que son ventre augmentait de volume, et presque en même temps elle éprouva des douleurs très vives, ayant leur point de départ dans la fosse iliaque droite, et s'irradiant dans tout le ventre. En même temps, elle a eu des faiblesses et des défaillances fréquentes. Tous ces symptômes, peu prononcés dans les premiers mois, ont augmenté graduellement jusqu'au moment de son entrée à l'hôpital, et le ventre a pris rapidement un volume considérable. Il y a quelques jours, les douleurs sont devenues tellement vives et le travail si pénible, que la malade se décida à consulter une sage-femme, qui lui dit que non seulement elle était enceinte, mais qu'elle était au terme de sa grossesse. Elle entra à l'hôpital Saint-Louis, espérant qu'elle serait bientôt délivrée de ses maux.

22 septembre. Le premier examen nous fait douter de la grossesse de cette jeune fille. Le toucher vaginal nous permet de constater que le col de l'utérus a conservé tous les caractères qu'il présente pendant la virginité, et il est impossible de déterminer le ballottement de l'utérus. Le doigt sent en avant du vagin, entre cet organe et la vessie, une tumeur énorme, qu'il ne peut circonscrire dans aucun sens. Par le toucher rectal, on sent le corps de la matrice dans le bassin, et placé en avant du sacrum ; il peut être facilement délimité. Les mains appliquées sur le ventre ne perçoivent nullement les mouvements du fœtus, et l'auscultation ne révèle ni bruit de souffle, ni bruit du cœur.

Les renseignements fournis par la malade viennent encore éclairer le diagnostic et faire rejeter toute idée de grossesse. D'abord, cette fille n'a éprouvé les premiers symptômes de sa prétendue grossesse qu'à la fin d'avril ou au commencement de mai ; elle ne pourrait donc pas être à terme, et même, s'il y avait grossesse, elle serait peu avancée, car elle aurait encore trois ou quatre mois; mais, d'un autre côté, si l'on examine le ventre, on voit qu'il est arrivé à un développement considérable, qui est bien au moins celui d'une femme prête à accoucher. Il y a donc entre l'époque du début des accidents et le volume du ventre une opposition manifeste qui infirme l'existence d'une grossesse. Enfin les seins n'ont jamais présenté, ni dans leur volume, ni dans la couleur de l'auréole, aucune des modifications qui s'observent pendant la gestation.

En palpant l'abdomen, on trouve une tumeur énorme, remplisplissant presque tout le ventre, un peu résistante, bosselée et inégale. Par son extrémité inférieure, elle plonge dans le bassin, et son extrémité supérieure se prolonge jusque dans l'hypochondre droit et l'épigastre, et est recouverte par le foie. Cette tumeur est mate à la percussion. Dans quelques points, nous avons cru, à un certain examen, sentir de la fluctuatiou ; mais il nous a été facile de nous apercevoir que cette sensation était fausse et que nous nous étions trompé.

A la partie moyenne, vers l'ombilic, la tumeur présente une scissure profonde qu'on sent parfaitement en déprimant les parois abdominales. Elle semble être une ligne de séparation entre deux tumeurs distinctes, qui se toucheraient seulement en ce point, dont l'une, la supérieure, se continuerait avec le foie, dont elle ferait partie, et l'autre aurait un point d'origine vers le bassin.

Une circonstance favorable à cette supposition, c'est que le bord supérieur de la rainure est mince et tranchant, et ressemble assez bien au bord inférieur du foie. Mais, en examinant plus attentivement, on trouve que cette disposition n'est qu'apparente, et que l'existence de deux tumeurs distinctes n'est pas admissible. D'ailleurs, à gauche de l'ombilic, la scissure est interrompue, et les deux portions de la tumeur se continuent l'une avec l'autre.

La tumeur nous paraît solide ; cependant, pour nous en assurer d'une manière définitive, et surtout pour ne conserver aucun doute au sujet de la fluctuation que nous avons cru observer le premier jour, nous faisons, le 15 octobre, une ponction exploratrice, avec un petit trocart ; mais nous ne voyons sortir par l'extrémité de la canule que quelques gouttes de sérosité sanguinolente. Ce caractère était plus que suffisant, à part l'absence de plusieurs autres signes importants, pour éloigner l'idée d'un kyste de l'ovaire ou de toute autre tumeur liquide.

Pendant quelque temps, M. Hardy resta dans le doute sur la nature de cette tumeur ; mais sa marche incessante et rapide, les symptômes graves auxquels elle donna lieu, firent supposer qu'elle pourrait être de nature cancéreuse. En effet, le ventre ne cessa pas d'augmenter de volume, jusqu'à la terminaison fatale. Quelques jours avant la mort, il mesurait 85 cent. sur son cercle de circonférence le plus développé. Les vomissements devinrent incoercibles dans les dernières semaines, et la malade en était arivée à ne plus pouvoir rien prendre, pas même la plus petite quantité de liquide, sans vomir immédiatement.

A ces premiers symptômes vinrent s'en ajouter d'autres, tels qu'une fièvre hectique, qui ne se montra d'abord que le soir ou la nuit, mais qui devint bientôt continue, avec des exacerbations vers la fin de la journée; une diarrhée assez abondante, verdâtre, et quelquefois lientérique; dans les derniers jours, la diarrhée fit place à une constipation opiniâtre.

La tumeur en se développant refoula fortement le foie en haut, amena une dilatation considérable de la base de la poitrine, et par suite une gêne extrême de la respiration.

Les veines superficielles du ventre et de la base de la poitrine ont acquis un développement marqué, indiquant une grande gêne de la circulation, et se dessinant sous forme de lignes bleuâtres.

Enfin, la malade tomba dans le marasme et devint d'une maigreur extrême; sa figure, ses membres et la partie supérieure du tronc, réduits presque à l'état de squelette, formaient avec le volume prodigieux du ventre un contraste étrange.

Elle succomba le 11 novembre 1871.

Autopsie le 20 novembre.

Lorsqu'on ouvrit le ventre, il s'écoula environ 250 grammes de sérosité limpide, claire, transparente.

Presque toute la masse de l'intestin grêle était déjetée dans le flanc gauche et n'avait éprouvé aucune compression. La tumeur se trouvait placée en bas, en avant du cæcum et de l'intestin grêle, et en haut, en avant du côlon transverse, mais sans comprimer ni l'un ni l'autre.

L'utérus est également placé derrière la tumeur, mais il est refoulé au pied du bassin; il n'est le siège d'aucune altération, ainsi que l'ovaire et le ligament large gauche. Le ligament large du côté droit et le cul-de-sac vésico-vaginal paraissent avoir été le point de départ de la tumeur : c'est en effet dans ce point qu'elle est implantée. L'ovaire atrophié est plaqué en dehors et un peu en arrière.

Cette tumeur est libre dans toute son étendue, sauf quelques adhérences qui l'unissent au foie et aux parois abdominales : ce sont des filaments fibreux. La surface est lisse, mais présentant un grand nombre de bosselures, de grosseur variable, depuis celle d'une noix jusqu'à celle d'une orange. Ces saillies semblent être des tumeurs en quelque sorte surnuméraires, implantées sur la tumeur principale.

La plupart renfermaient un liquide, et présentaient une fluctuation manifeste ; quelques-unes même étaient complètement transparentes. En les incisant, on en faisait écouler un liquide séreux, clair et limpide, tout à fait semblable à celui que nous avons trouvé dans le péritoine. Leur cavité était lisse et transparente, et communiquait par un orifice rétréci avec celle d'une tumeur voisine et même d'autres cavités contenues dans l'épaisseur de la tumeur elle-même, et ne faisant point saillie à l'extérieur. Il en résultait une disposition analogue à celle que présentent les cellules d'une éponge.

Après avoir fendu la masse par une section verticale en deux parties à peu près égales, nous trouvâmes un tissu moitié squirrheux et moitié lardacé, assez résistant, et assez difficile à inciser. Les deux surfaces de la section présentaient une couleur blanchâtre, marbrées de taches jaunes ocrées, rouges et brunâtres. De plus, la partie inférieure de la tumeur nous présenta, d'une manière très prononcée, la disposition cellulaire et aréolaire dont nous avons parlé. Dans l'épaisseur du mésentère, dans l'épiploon, dans le péritoine des parois abdominales, et surtout à la face inférieure du diaphragme, nous avons trouvé un très grand nombre de petites tumeurs mamelonnées, dont le volume varie entre celui d'une noisette et celui d'un œuf. Les petites tumeurs avaient également un aspect et une consistance lardacés.

Enfin nous avons trouvé dans le médiastin, en avant de la crosse de l'aorte, une tumeur de même nature, ayant environ le volume d'une petite orange.

Suit l'examen histologique fait par M. Luton, et dont voici le résumé :

Cette tumeur était un beau spécimen du cancer nucléaire, qui, dans quelques-unes de ses parties, avait subi des transformations de la nature des transformations rétrogrades, ainsi que le prouve la rareté des noyaux cancéreux en ces points, la grande quantité de graisse émulsionnée, et l'abondance de la substance conjonctive.

Observation VII (résumée).

(Clinique de Gueneau de Mussy, t. II, p. 28.)

Femme de 59 ans. Début il y a cinq ou six mois par l'œdème des jambes, le gonflement du ventre n'apparaît que deux mois après : « on trouve au niveau de l'anneau ombilical un petit disque dur, aplati, du volume d'une grosse amande, tenant par un pédicule à l'orifice de l'anneau. La malade nous raconte qu'elle avait une petite hernie facilement réductile qui, depuis un mois, a pris cette consistance et est restée au dehors. » Les ganglions inguinaux sont volumineux et durs. « Le toucher vaginal permet de constater l'existence d'une tumeur dure, mamelonnée, remplissant le cul-de-sac postérieur et repoussant contre le pubis l'utérus qui paraît sain, quoique peu mobile. » Ponction et écoulement d'un liquide sanguinolent plus coloré à mesure qu'on se rapproche des couches inférieures. La palpation fait sentir le bord du foie hérissé de petites tumeurs dures, arrondies ; une même tumeur est perçue à gauche et paraît adhérente à la paroi abdominale.

Mort quelque temps après par une pneumonie.

Autopsie. — Liquide sanguinolent dans le péritoine avec des flocons fibrineux. Les intestins sont soudés entre eux et fixés aux parties latérales de l'abdomen par de nombreuses adhérences. Tumeur oblongue dans l'hypochondre gauche fixé à la paroi abdominale et à la grande courbure de l'estomac. Même tumeur sous l'estomac constituée comme la première par du tissu encéphaloïde. Tumeur d'aspect encéphaloïde entre le rectum et l'utérus, de la dimension d'une tête de fœtus. Granulations cancéreuses sur la surface pariétale du péritoine, ganglions dégénérés. « Tous les organes splanchniques dépouillés de leur tunique péritonéale paraissent sains, excepté le foie, qui présenta à sa face inférieure de petits noyaux cancéreux. »

Observation VIII.

(Recueillie par M. Jean, interne des hôpitaux, publiée dans la thèse de M. Hervéou, 1877.)

L... (Adrien), 50 ans, rhumatisant. Début par l'ascite, puis diminution des forces, enflure des jambes. Au bout d'un mois, entre à l'hôpital. Anorexie. Constipation. Ascite très considérable. Urines couleur acajou. Pas d'urates. Pas d'ictère. Quinze jours après (27 novembre 1876) ponction qui est très douloureuse. La canule est fixée, ne pouvant exécuter que de légers mouvements. Il sort d'abord un petit caillot de sang, puis un liquide jaune foncé, d'une très grande densité, visqueux, aussi filant que de l'huile (9 l. 1/2). A la fin de la ponction quelques gouttes de sang s'écoulent et le liquide est un peu plus louche. Les parois abdominales étant revenues sur elles-mêmes, le ventre est aplati, « mais à l'épigastre et un peu à gauche, on sent une masse dure, rénitente, de la grosseur d'un œuf, à travers laquelle se propagent les battements de l'aorte abdominale. Au-dessous de la région ombilicale, on rencontre d'autres masses indurées, très dures, irrégulières, bosselées, présentant parfois des aspérités sur la paroi abdominale.»

11 décembre. Deuxième ponction. 7 litres de liquide filant, louche, contenant beaucoup de fibrine à l'état fibrillaire ou globuleux et englobant dans ses mailles des hématies et des globules blancs. Les bosselures ont notablement augmenté. Les ganglions inguinaux sont fortement pris à droite.

Mort le 3 janvier 1877.

Autopsie. — Quelques tubercules au sommet du poumon droit.

La cavité abdominale est distendue par une grande quantité de liquide visqueux, analogue à celui qui avait été retiré par les ponctions. Le grand épiploon est transformé en un gâteau blanc rosé offrant 3 centimètres d'épaisseur. Les faces sont rugueuses, mamelonnées, présentant une immense quantité de petits kystes de la grosseur d'une noisette contenant un liquide gélatineux. Toute la surface du péritoine présente une énorme quantité de ces petits kystes sur les feuillets séreux de l'intestin grêle et du gros intestin, sur la vésicule biliaire, le péritoine diaphragmatique et l'enveloppe fibro-séreux du rein, le feuillet viscéral de l'estomac. Sur la petite courbure et la face antérieure de l'estomac on remarque une tumeur de la grosseur d'une orange, faisant saillie surtout à l'intérieur du viscère, mais sans ulcération de la muqueuse; la coupe de cette tumeur donne un suc abondant et très visqueux. Le petit épiploon gastro-hépatique n'existe plus, étant envahi par cette tumeur. La coupe du grand épiploon offre un aspect blanchâtre avec suc gélatineux. Tout l'intestin est couvert sur son feuillet séreux de petites masses blanchâtres et composées de tissu colloïde. La muqueuse intestinale est saine ; à sa surface on voit des masses cancéreuses, mais on n'en trouve pas dans son épaisseur.

Observation IX.

(Cruveilhier. Anatomie pathologique, 37e livraison.)

Autopsie sans renseignement sur le sujet. Cancer du péritoine.

.... « Une des tumeurs sort par l'anneau ombilical, est formée par l'épiploon qui est disposé en masses pédiculées et a subi la dégénération gélatiniforme. Cet épiploon adhère en partie au sac herniaire qui présente lui-même des tubercules gélatiniformes. Chose bien remarquable! il n'existait aucun vestige de tubercules sur le péritoine qui revêt la paroi abdominale, et cependant le sac herniaire, dépendant de cette partie du péritoine, en contenait plusieurs. Je ne puis m'expliquer ce fait qu'en admettant que les adhérences du sac avec l'épiploon dégénéré ont donné au premier l'aptitude à la dégénération. Une autre hernie était située en haut et à droite de la précédente; elle avait eu lieu à travers un éraillement de la ligne blanche ; elle était également formée par l'épiploon. Il existait à peine vestige du sac herniaire qui paraissait avoir été, pour ainsi dire, absorbé par la dégénération. »

Observation X.

(Par Alling, interne des hôpitaux, tirée des Bulletins de la Société anatomique, 1869.)

Y..., 33 ans, entrée le 30 avril 1869. Début par des vomissements qui durent depuis un mois et par un gonflement du ventre. Amaigrissement rapide. Mort par dyspnée causée par l'ascite, le 5 mai.

A *l'autopsie.*— Tablier cancéreux, végétations partout sur les organes, sur les mésentères, dans le cul-de-sac utéro-rectal ; les ganglions sont dégénérés. L'estomac est le siège d'une dégénérescence qui paraît plus ancienne. Sa petite extrémité forme une espèce de coupe solide, un peu plus épaisse vers le pylore où sa paroi a environ 1 cent. à 1 cent. 1/2. Le reste de l'estomac paraît sain, sa surface interne n'est pas ulcérée. Il s'agissait d'un carcinome colloïde.

Observation XI (résumée).

(Publiée par MM. Cornil et A. Robin, dans les Bulletins de la Société anatomique, juillet 1873, p. 617.)

Femme de 37 ans. Le début de la maladie paraît remonter à une année. La malade s'aperçut alors du développement d'une tumeur dans la région hypogastrique droite. Le ventre devint bientôt douloureux et se tuméfia. Inappétence, amaigrissement. Le 26 mai, la malade entre à l'hôpital. Ventre énorme, non douloureux. La palpation ne fait percevoir aucune bosselure. Fluctuation sans déplacement du liquide. La zone de sonorité reste la même, quelle que soit la position de la malade; on croit à un kyste de l'ovaire. Une ponction ne donne que quelques gouttes d'un liquide gélatineux. Dans les jours suivants, douleurs très vives, vomissements. Mort le 9 juin.

A *l'autopsie*, on trouve non pas un kyste de l'ovaire, mais une tumeur colloïde du péritoine, composée d'une loge principale, limitée en arrière par la masse intestinale, en bas par l'utérus et ses annexes et contenant 15 litres environ de matière glutineuse, circonscrite dans de larges alvéoles translucides, finement vascularisées. Le péritoine pariétal offre le même aspect. Il existe trois kystes colloïdes de la grosseur d'un œuf de poule sur la tunique séreuse du foie. Le microscope a démontré qu'il s'agissait d'un carcinome colloïde. Les saillies sur la surface péritonéale étaient des tumeurs colloïdes naissantes.

Observation XII.

(Cruveilhier. Anatomie pathologique, 37e livraison.)

Homme de 60 ans. Début par des difficultés dans les digestions, puis ascite. Ponction qui donne issue à un liquide foncé. Compression du ventre. Vomissements. Mort dix jours après la ponction.

A *l'autopsie*, tubercules cancéreux sur tous les replis du péritoine, surtout au niveau de la concavité de l'intestin grêle dans le mésentère. « L'estomac était fongueux et injecté à sa surface interne, dur, squirrheux, blanchâtre dans son épaisseur. »

Observation XIII.

(Recueillie par Brault et Maunoir.)

(Bulletins de la Société anatomique, 1875, p. 345.)

Femme H..., 48 ans. Début par une douleur au niveau de l'ombilic pendant la marche (janvier), puis le ventre grossit et devient énorme. En mars, les douleurs deviennent plus vives à la suite d'un coup de coude dans l'abdomen. Intestins fixés dans le flanc gauche. Tumeur correspondant à l'ovaire par le toucher rectal. Nodosités du volume d'une petite pomme, dures, indolores, mobiles au voisinage de l'ombilic et surtout du côté de la fosse iliaque droite. Cinq ponctions. Crépitation ressemblant à la neige froissée après l'une d'elles. Mort le 12 mai.

A *l'autopsie*, noyaux ressemblant à de grosses gouttes de suif, disséminés dans le péritoine. Ligaments larges, trompes, ovaires, confondus dans un magma cancéreux. Dans la veine iliaque gauche, caillot sanguin terminé en tête de serpent.

Observation XIV.

(Tirée de la thèse du Dr Lorreyte. Paris, 1875.)

Femme T..., 39 ans. Début il y a deux mois par des douleurs dans la région abdominale, à gauche de l'ombilic, intermittentes, sourdes d'abord, mais dont l'intensité n'a fait que s'accroître. Quelques jours plus tard, le ventre se met à grossir. Inappétence. Deux ponctions ont donné issue à environ trois litres de liquide rougeâtre. Les règles sont supprimées depuis deux mois. L'examen à l'hôpital fait constater une ascite volumineuse. Peau de l'abdomen distendue, vergetures, taches ecchymotiques circulaires. « On sent des noyaux durs occupant la cavité abdominale. Quelques-uns paraissent superficiels, contigus à la paroi, tandis que d'autres en sont séparés par une couche de liquide. Toute la région hypogastrique donne à la main la sensation d'un gâteau volumineux qui remonte vers l'ombilic, en se dirigeant surtout vers le côté gauche, pour aller se perdre en haut sous le rebord costal du même côté. » Par le toucher vaginal, l'utérus est presque immobile. Mort au bout de quatre jours.

A *l'autopsie*, intestins adhérents, liquide rougeâtre dans le péritoine. Gâteau volumineux formé par l'épiploon dégénéré. Champignon volumineux autour de l'utérus. Aucune altération de la trame des viscères. Encéphaloïde.

Observation XV (résumée).

(Tirée de la thèse de Fournaise, 1872, p. 18.)

Femme E..., 53 ans. Début il y a six mois par des douleurs dans le ventre avec irradiations vers les régions inguino-crurales. Inappétence. Amaigrissement. Ictère subit, huit jours avant d'entrer à l'hôpital. Le 20 février 1879, jour de l'entrée, ganglions inguinaux saillants, quelques-uns d'une dureté ligneuse. La palpation de la paroi fait percevoir des tumeurs marronnées, mobiles, à droite et à gauche de l'ombilic. Le 8 mars, abdomen volumineux. Les douleurs sont devenues très vives et font jeter des cris à la malade. Teinte ictérique plus prononcée. Les douleurs sont aggravées par la pression la plus légère, les mouvements et la toux. Vomissements. Mort le 14.

A *l'autopsie*, adhérences des intestins entre eux par suite du développement de fausses membranes récentes. Epiploon rétracté renfermant de petites masses cancéreuses. Le foie est augmenté de volume, ferme. « La capsule de Glisson, épaissie, est couverte à la partie moyenne de masses carcinomateuses. La vésicule biliaire est rétractée et contient une liquide analogue à de la gélatine. Le canal cystique est obstrué par envahissement du carcinome à 0 m. 02 de son ouverture dans le canal cholédoque. » Le calibre du gros intestin est rétréci en plusieurs points. Ces rétrécissements existent surtout au niveau du côlon transverse et sont produits tout à la fois par la rétraction de l'épiploon et par la production de masses carcinomateuses développées à la face profonde du péritoine. Mêmes altérations dans le tiers inférieur du rectum. Le péritoine péri-utérin est épaissi, induré, cancéreux.

Observation XVI (résumée).

(Tirée des Bulletins de la Société anatomique, 1873.)

F..., 22 ans, lingère. Début il y a six mois par l'amaigrissement, des maux d'estomac, des alternatives de constipation et de diarrhée. Puis des nausées, des vomissements survinrent et un état cachectique. A son entrée à l'hôpital (16 janvier 1873), rénitence générale de l'abdomen, saillies dures à l'épigastre et dans l'hypochondre droit. Les vomissements ont cessé; un peu d'ascite. Le 19 février « la malade se plaignit de petits boutons qui avaient apparu sur la poitrine et qui lui faisaient très mal. On examina le thorax et on vit en effet, à 2 centimètres du bord gauche du sternum, au niveau de la 5e côte, cinq nodosités du volume d'un petit pois, groupées en saillie, sur laquelle le tégument avait conservé sa couleur normale et sur laquelle il glissait facilement. » T. 37° à 39,5. P. 120. La teinte jaune paille est devenue très nette. Une pleurésie se déclare; la mort survient le 10 mars.

A *l'autopsie*, on trouve dans le cul-de-sac vesico-utérin une masse de nouvelle formation étalée entre la vessie et l'utérus, d'une épaisseur de 0 m. 016, n'intéressant qu'une faible partie de la paroi utérine (0,005). Cette masse est formée par un tissu jaunâtre, lardacé, rénitent à la périphérie, mollasse au centre. Tumeur de même nature, du volume d'une noix, dans le cul-de-sac recto-utérin. Noyaux cancéreux disséminés autour de tous les organes qui sont sains. Ganglions dégénérés. Le tissu cellulaire du médiastin a subi la dégénérescence cancéreuse, on y sculpte le canal thoracique sous forme d'un chapelet de tissu mou, gris et friable, sans paroi appréciable; on dirait comme l'injection forcée du canal thoracique par la substance morbide. Quelques ganglions péribronchiques hypertrophiés. Les deux plèvres, surtout la gauche, présentent sur leurs deux feuillets les mêmes saillies qu'on trouve sur le péritoine. Epanchement de sérosité dans la plèvre droite. Poumons sains. Quelques mamelons sur le feuillet pariétal du péricarde; quelques-uns sont disposés sur le trajet des phréniques. Deux ganglions assez volumineux dans le sinus péricardo-diaphragmatique antérieur. Cœur sain.

Quand on dissèque la paroi antérieure du côté gauche du thorax, la peau s'enlève partout facilement; dans l'épaisseur du tissu cellulaire sous-cutané, presque immédiatement en dehors du bord gauche du sternum, dans le cinquième espace intercostal, on trouve douze petites tumeurs grisâtres, formant un groupe, chacune atteignant au plus le volume d'un petit pois et reliées entre elles par des prolongements filiformes.

Dans le troisième espace intercostal, trois de ces mêmes nodosités au même point; on rencontre quelques petites tumeurs semblables, engagées dans l'épaisseur des muscles intercostaux, et faisant une légère saillie dans la cavité thoracique. De deux de ces saillies partent des prolongements grisâtres, filiformes, qui vont se perdre dans le tissu du médiastin antérieur.

L'examen microscopique a démontré que la tumeur située entre l'utérus et la vessie est un cancer colloïde ; les masses diverses de nouvelle formation qui ont envahi le péritoine, l'épiploon, le mésentère, le diaphragme, le médiastin, les plèvres, sont constituées, comme les nodosités de la paroi antérieure du thorax, par du tissu colloïde.

Observation XVII (résumée).

(Tirée de la thèse de Galvaing. Paris, 1872, p. 7.)

X....., 72 ans, femme de ménage, entrée à l'hôpital, le 5 février. Début, il y a trois mois, par l'ascite accompagnée de diarrhée. Pas de vomissements, mais des nausées et du pyrosis. Un mois après, douleurs abdominales augmentant par les efforts et la pression.—A son entrée à l'hôpital, un peu d'ascite ; au dessus de l'ombilic, on sent plusieurs tumeurs marronnées à gauche. Mort le 26.

A *l'autopsie*, deux litres de sérosité. Granulations sur la paroi abdominale. Masse intestinale recouverte par l'épiploon cancéreux. Granulations à la surface du foie, mais n'intéressant pas la substance hépatique. Un noyau cancéreux dans l'utérus. Les ovaires et les ligaments larges ont subi la dégénérescencs cancéreuse. Il s'agissait d'un cancer encéphaloïde.

OBSERVATION XVIII (résumée).

(Tirée des Bulletins de la Société anatomique.)

Femme de 54 ans, entrée le 26 mars 1852. Début il y a six semaines par des coliques très violentes et des douleurs autour de l'ombilic. En même temps, inappétence, troubles digestifs. Il y a cinq jours, perte utérine rouge semblable à une menstruation normale. Depuis cette époque, le ventre se distend progressivement. Pas de vomissements. Le jour de l'entrée, état cachectique, ventre très ballonné. Râles sous-crépitants et souffle sous la clavicule droite et dans l'aisselle du même côté. Au-dessous de l'ombilic, « on sent comme une plaque dure, cartilagineuse, qui soulève la peau à peu près dans l'étendue de 3 cent. carrés. » Le col utérin est petit; sensation de dureté cartilagineuse sur toute la surface du cul-de-sac vaginal et sur la partie profonde de la paroi rectale du vagin. L'utérus est fort peu mobile. — Traitement : pilules résine de jalap, 0,20 ; extrait de noix vomique, 0,02. Après les avoir prises, vomissements abondants de matières fécales liquides, jaunes. Le soir, ballonnement augmenté, refroidissement périphérique, facies de l'étranglement intestinal; le soir, selles liées. Le toucher rectal fait percevoir un rétrécissement donnant une sensation cartilagineuse où s'engage la pulpe du doigt. Mort le lendemain.

A *l'autopsie*, un litre de sérosité citrine dans la fosse iliaque : ni fausses membranes, ni pus. Intestins distendus. Granulations cancéreuses grisâtres, opalines, dures, dont le volume varie d'un grain de millet à un grain de chenevis, disséminées sur la surface péritonéale. L'utérus a son volume normal, mais son tissu est blanc grisâtre (squirrheux). Le cul-de-sac rétro-utérin est rempli par une masse de dureté cartilagineuse, d'un aspect fibreux ou squirrheux. A 5 centimètres au-dessus du cul-de-sac, incurvation brusque du rectum et induration squirrheuse de cet intestin, dont le point de départ paraît être dans le méso-rectum. Le canal intestinal laisse passer seulement l'annulaire. Même lésion à la rencontre de l'iléon et du cæcum. Ganglions squirrheux. A un travers de doigt au-dessous de l'ombilic, dans l'épaisseur de la paroi abdominale, se trouve le disque dur remarqué pendant la vie. Il semble s'être développé dans l'épaisseur de la ligne blanche et avoir respecté les muscles droits; il semble de même nature que les tumeurs précédentes. La muqueuse vaginale en arrière est également envahie par le tissu squirrheux. M. Lebert a trouvé dans tous ces points la cellule cancéreuse.

OBSERVATION XIX (résumée).

(Leudet. Société anatomique, 1852, p. 529.)

Homme de 40 ans, malade depuis trois mois. Début par une pesanteur au creux de l'estomac; puis ascite, tumeurs multiples sous le foie et dans la direction de l'hypochondre droit. Dans les derniers jours seulement, quelques vomissements.

A *l'autopsie*, ascite avec liquide citrin. Granulatiuns cancéreuses dans le grand épiploon, sur le péritoine pariétal et sur la séreuse recouvrant le foie, la rate, les reins. « La veine splénique contenait dans son épaisseur de petites masses analogues dont une, plus volumineuse, était ulcérée dans l'intérieur du vaisseau, et établissait ainsi un nouvel exemple de cancer pénétrant dans l'intérieur des veines. »

OBSERVATION XX (résumée).

(Tirée de l'Atlas d'anatomie pathologique de Lancereaux.)

Al..., 56 ans, entré le 19 mars à l'hôpital. Début par des douleurs abdominales, quelques mois auparavant. Amaigrissement. A son entrée, on constate, dans le ventre, par la palpation, l'existence de tumeurs multiples, arrondies, du volume d'un petit marron ou d'une noisette, dont quelques-unes paraissent mobiles dans la cavité du ventre. Mort le 24 avril.

A *l'autopsie*, tumeur du volume d'un œuf dans l'épaisseur de la paroi (un peu au-dessous de l'ombilic). Tumeurs colloïdes dans la cavité abdominale.

OBSERVATION XXI (résumée).

(Tirée de la thèse de Galvaing, p. 11.)

X..., 43 ans, entré le 12 juin 1868 à l'hôpital. Depuis quelques mois, douleurs vagues dans les hypochondres, anorexie, grande difficulté dans la digestion. Dyspnée intense dans les jours qu suivent l'entrée. Insomnie. Anorexie. X... ne prend plus que des potages glacés. A partir du 28, face pâle, traits tirés, yeux ternes, pouls petit, irrégulier, saccadé. Souffle à la base du poumon gauche en arrière. Tumeur évidente au niveau de la région gastro-splénique. OEdème des membres inférieurs. Mort le lendemain.

A *l'autopsie*, intestins unis par des fausses membranes; tumeur, ayant l'aspect et presque le volume d'un cerveau entier, développée dans le grand épiploon. Cinq autres tumeurs le long de l'intestin grêle. Quelques taches blanches, sous forme de gouttes de cire, sur la surface antérieure de l'estomac.

Observation XXII (résumée).

(Tirée de l'Atlas d'anatomie pathologique de Cruveilhier, 37e livraison.)

Femme C..., 77 ans, entrée à l'hôpital le 1er août 1838, a reçu il y a trois mois un coup dans l'abdomen. Depuis quinze jours seulement, dévoiement, météorisme, douleur atroce dans le ventre, n'augmentant pas par la pression; légère réaction fébrile. On ne perçoit par la palpation qu'une sorte d'empâtement de l'abdomen. Le 6 août, la malade n'était pas plus mal que le jour de son entrée. Le lendemain matin, elle était morte sans agonie.

A *l'autopsie*, un litre de sérosité dans la cavité péritonéale. L'épiploon est ratatiné et cancéreux, rempli de suc crêmeux. Les autres épiploons et le reste du péritoine renferment des granulations cancéreuses. Tous les viscères étaient sains. Deux sacs herniaires passaient par l'anneau crural et présentaient des tubercules cancéreux. La mort est attribuée à un œdème pulmonaire subit.

Observation XXIII.

(Tirée des Bulletins et Mémoires de la Société médicale des hôpitaux, 1874, p. 90. M. Vidal.)

J..., négociant, 38 ans, rhumatisant, eczémateux. Depuis deux ans, douleur sourde, gravative, dans l'hypochondre droit; vomissements bilieux, quelques vomissements alimentaires, amaigrisse sement. M. Barth constate une tumeur sous-hépatique, et diagnostique un kyste hydatique du foie.

En septembre, crise de vomissements bilieux ; ballonnement du ventre.

27 octobre. Amaigrissement ; développement du ventre. Matité dans presque toute l'étendue, sauf en arrière, dans le flanc et la région lombaire gauche. Fluctuation très nette, *superficielle*. Ponction avec aspiration ; donne un demi-litre de liquide, contenant des cellules volumineuses, les unes graisseuses, les autres ayant subi la dégénérescence colloïde.

Fin de janvier. Œdème des membres inférieurs.

29 janvier. Ponction avec un gros trocart, donnant 2 l. 1/2 de sérosité sanguinolente.

7 février. Nouvelle ponction, donnant un demi-litre de liquide mêlé de grumeaux de substance colloïde. Mort dans la cachexie, le 19 février 1874.

Observation XXIV (résumée).

(Tirée de la thèse de Galvaing, 1872, p. 20.)

X..., âgé de 23 ans, après un choc violent sur l'abdomen, ressentit, en avril 1864, des douleurs abdominales, d'abord locales, puis générales. Un mois après, apparition d'une tumeur dans la moitié droite inférieure du ventre ; les parois abdominales ne sont point mobiles au niveau de la tumeur. Cachexie rapide. Mort.— A *l'autopsie*, tumeur cancéreuse du volume d'une tête d'enfant, dans le flanc et la fosse iliaque droite ; productions cancéreuses dans les autres parties du péritoine.

Observation XXV (résumée).

(Tirée des Bulletins de la Société anatomique, p. 261, 1852, M. Barth.)

Femme de 65 ans, malade depuis six mois. Début par des douleurs abdominales, et le ventre devient semblable à celui d'une femme parvenue au terme de sa grossesse ; seulement le développement est irrégulier, se faisant plus à gauche qu'à droite, plus en haut qu'en bas. Dureté en certains points, fluctuation en d'autres. Ponction qui donne issue à un liquide rougeâtre, contenant un certain nombre de cellules cancéreuses. Mort, au bout de quelque temps, d'une manière subite. — A *l'autopsie*, liquide dans le péritoine; végétations cancéreuses de la séreuse; tous les organes sont sains.

Observation XXVI.

(Tirée des Bulletins de la Société anatomique, 1840, p. 212.)

M. Piedagnel communique le fait suivant. Un homme, à la suite d'une chute d'un lieu élevé, fut pris d'ictère, successivement de douleurs dans l'hypochondre droit, puis dans le gauche, et ensuite d'une ascite. Un certain temps s'était écoulé lorsque la fluctuation diminua sensiblement, ainsi que le volume du ventre. Au bout de quelques jours, ce dernier prit un nouvel accroissement, sans que la fluctuation redevînt plus sensible. Le lendemain, le malade dit qu'une hernie inguinale, dont il était depuis longtemps affecté, venait de reparaître, et l'on trouva, en effet, une tumeur volumineuse, présentant tous les caractères d'une hernie de l'épiploon. Il mourut deux jours après: l'accident datait d'à peu près deux mois.

On trouva, à l'autopsie, la cavité du péritoine pleine de sang noir ou décoloré, et de matière encéphaloïde. Le tissu sous-péritonéal présentait un grand nombre de petites taches noires. Un sac herniaire existait, comme on l'avait reconnu pendant la vie; mais au lieu d'épiploon, il ne contenait qu'un caillot de sang volumineux, assez dense, bien qu'il ne parût pas ancien, d'une couleur jaune, plus foncée à l'intérieur qu'au dehors, et présentant à son extrémité une petite cavité; il se continuait avec du sang coagulé contenu dans le péritoine. La matière encéphaloïde, trouvée dans cette séreuse, se serait formée, suivant M. Piedagnel, aux dépens du sang épanché.

Observation XXVII (résumée).

(Tirée des Bulletins de la Société anatomique, 1875, p 501. M. Depaul.)

Homme de 26 ans, entré à l'hôpital pour une diarrhée qui se supprima bientôt pour reparaître ensuite, et qui fut de nouveau arrêtée. Deux mois auparavant, il se plaignit d'une difficulté pour prendre des lavements, et on constata un rétrécissement du rectum tel qu'il était impossible d'y engager l'extrémité du doigt. On apprit que le malade avait eu un chancre syphilitique, et on le mit à l'iodure de potassium qui n'amena aucun effet salutaire. Au contraire, distension énorme des intestins, épanchement dans la cavité péritonéale, affaiblissement du pouls, état cachectique, mort.

A *l'autopsie*, distension des intestins en amont du rétrécissement. « La partie inférieure du rectum est transformée en une masse volumineuse, d'apparence lardacée, plus épaisse surtout en arrière. » Noyaux cancéreux dans le péritoine; sur l'intestin, une tumeur du même genre, mais d'aspect mélanique. Les ganglions ne sont dégénérés qu'au niveau de cette dernière.

Observation XXVIII (résumée).

(Tirée de la thèse de Galvaing, p. 37.)

X..., briquetier, 28 ans, entré à l'hôpital le 9 avril 1872. Au commencement du mois de janvier, à la suite d'un refroidissement, il fut pris de douleurs dans les reins et dans toute l'étendue de l'abdomen. Ces douleurs, accompagnées de fièvre, de vomissements, ont conservé leur intensité pendant quinze jours environ. Puis, tous les phénomènes douloureux disparaissent; le malade peut reprendre ses occupations. Trois semaines après, apparition de tumeurs dans l'abdomen. A son entrée à l'hôpital, pâleur, amaigrissement, perte des forces, tumeurs abdominales multiples. Le 7 septembre, ponction qui donne issue à deux litres de sang presque pur. L'ascite devient ensuite énorme. Purpura sur les jambes. 24 octobre, nouvelle ponction qui donne issue à huit litres d'un liquide très sanguinolent.

Observation XXIX (résumée).

(Tirée de la Revue photographique des hôpitaux. Bourneville.)

L..., 42 ans, entré à l'hôpital Saint-Louis, le 25 février 1869. Ascite sans douleur depuis deux mois. Ponction, 8,700 gr., liquide clair. Le 21 avril, deuxième ponction, qui donne neuf litres et demi de liquide. Après cinq autres ponctions, une injection iodée est faite après une nouvelle évacuation du liquide dans la cavité péritonéale. L'injection est bien supportée, mais le liquide se reproduit encore; une neuvième ponction est faite. Le 14 janvier, le malade part pour Vincennes. Au palper, on sent une espèce de plaque, semblant faire partie de la paroi abdominale, de 13 cent. en hauteur, commençant au-dessous des fausses côtes gauches, et ayant son maximum de largeur à l'ombilic. Il mourut le 10 septembre 1871, d'une pneumonie; il maigrissait depuis quelque temps. — A *l'autopsie,* on trouva une véritable carapace cancéreuse de la paroi abdominale, des noyaux cancéreux dans les replis péritonéaux. Les viscères étaient sains.

Observation XXX (résumée).

(Tirée de la thèse de Galvaing. Paris, 1872, p. 18.)

A l'autopsie d'un homme de 59 ans et demi, on trouve dans la cavité abdominale deux litres d'un liquide jaunâtre, purulent, d'une odeur nauséabonde et, dans les parties les plus déclives, des masses jaunes, boueuses. Les intestins sont adhérents entre eux et avec le grand épiploon. L'intestin grêle est recouvert d'une couche grisâtre, friable, au-dessous de laquelle on trouve dans la séreuse de nombreux nodules jaunâtres, saillants, pouvant atteindre au plus le volume d'un grain de millet, laissant écouler des traces d'un suc crêmeux. Des ganglions ont atteint le volume d'un haricot et sont remplis d'un suc lactescent.

Observation XXXI (résumée).

(Tirée des Bulletins de la Société anatomique, 1862, p. 55.)

P..., lingère, 25 ans, entrée à l'hôpital le 9 janvier 1862. Affection utérine ancienne. Depuis deux mois, elle vomit ses aliments et vomit même le matin à jeun. Deux tumeurs en arrière du col qui pour M. Lailler sont dues à une inflammation péri-utérine. Les vomissements persistent à l'hôpital.

Le 17, tendance au refroidissement, hyperesthésie.

Le 23, véritable bourrelet autour de l'utérus.

2 février, délire, purpura au niveau des seins. Mort.

A *l'autopsie*, rien dans les méninges. Productions analogues à des mûres dans les épiploons, contenant les éléments caractéristiques du cancer. Granulations analogues aux tubercules miliaires sur le péritoine pariétal, et contenant des éléments semblables à ceux trouvés dans les épiploons. Induration cancéreuse au niveau du pylore. Ulcération cancéreuse de la muqueuse. Tumeur dans le cul-de-sac rétro-utérin, formée par la trompe.

Observation XXXII (résumée).

(Tirée des Comptes rendus de la Société de biologie, 1852, recueillie par Ch. Bernard et Laboulbène.)

Femme de 56 ans. Début un mois avant l'entrée à l'hôpital par une jaunisse et une hémorrhagie par l'anus. On ne trouve aucune tumeur dans le ventre; ni fièvre, ni amaigrissement, ni teint cachectique. Vomissements dès le début. Mort trois semaines après être entrée.

A *l'autopsie*, ulcérations de l'œsophage et du cardia, tumeurs cancéreuses de la surface du foie et noyaux dans l'intérieur. Granulations cancéreuses disséminées dans la plèvre et le péritoine.

Observation XXXIII.

(Tirée des Bulletins de la Société anatomique, novembre 1866, p. 412.)

M. Théophile Anger présente les viscères d'une femme de 25 ans morte dans le service de M. Nélaton, à la clinique, où elle était entrée depuis un mois et demi. Cette femme, qui venait d'accoucher, accusait dans le ventre la présence d'une tumeur, pouvant faire croire un instant qu'elle avait eu une grossesse gémellaire.

Le ventre était le siège d'un ascite notable, et, en déprimant le liquide, on parvenait sur une tumeur solide s'étendant jusque dans le petit bassin : mais le toucher fit voir que l'utérus était libre. L'idée de la présence d'un second fœtus fut écartée, et, malgré la rareté de l'ascite en pareil cas, on crut à l'existence d'une tumeur fibreuse.

L'ascite augmentant rapidement, il fallut recourir, le 23 novembre, à une ponction. Celle-ci amena un soulagement marqué, et l'on put mieux apprécier, par la dépression de la paroi abdominale, les caractères de la tumeur, qui parut jouir d'une certaine mobilité, et donner lieu au frottement péritonéal.

Le liquide se reproduisit, et le 23 novembre on dut recourir à une seconde ponction. La malade mourut trois jours après.

A *l'autopsie*, on trouva une tumeur énorme, formée par l'épiploon; comme lardacée, donnant à la pression un suc séro-lactescent; au centre de l'épiploon se trouvait un kyste énorme; une quantité innombrable de petites tumeurs lardacées, jaunâtres, variant depuis le volume d'un grain de millet jusqu'à celui d'une noisette, couvraient la face péritonéale de tous les viscères abdominaux, depuis la face inférieure du diaphragme, jusqu'au plancher du petit bassin; et, chose remarquable, tous les viscères en question étaient exempts de cette altération, car en relevant avec une pince le péritoine qui les recouvrait, on enlevait en même temps toutes les petites tumeurs, sans qu'une seule pénétrât dans la substance même des organes. M. Anger a bien cherché, désirant trouver un viscère atteint de la même altération ; mais en dehors des ganglions abdominaux, qui tous ont subi la même dégénérescence que l'épiploon, il n'a rien trouvé.

L'examen au microscope a relevé la présence d'éléments nucléaires, avec nucléoles brillants, et granulations graisseuses ; mais point d'autres éléments.

En conséquence, M. Anger croit devoir présenter ces pièces comme un bel exemple de cancer nucléaire du péritoine.

Observation XXXIV.

(Observation tirée des Bulletins de la Société anatomique, juin 1866, p. 294.)

M. Roque, interne de M. Moissenet, apporte une pièce provenant d'une femme de 28 ans, entrée en janvier dans le service pour une maladie que l'on qualifia de chlorose. Les signes, tels que l'aménorrhée, des vomissements, de la décoloralion de la peau, un bruit de souffle au cœur, firent porter ce diagnostic. L'hypogastre se tuméfia, et on crut alors à une grossesse que nul autre signe n'indiquait du reste. Enfin, deux mois après l'entrée, la scène changea encore; il survint du ballonnement, de l'ascite, des signes de péritonite. On crut à une péritonite tuberculeuse, mais les poumons étaient sains.

L'ascite prenant de plus grandes proportions, on fit la ponction et on sentit une tumeur abdominale volumineuse ; le volume fit croire à une tumeur cancéreuse.

L'autopsie révèle qu'on a eu affaire à un cancer de l'épiploon et de l'estomac; la rate paraît entourée d'une couche de tissu cancéreux, le foie offre une coque analogue; les ovaires offrent de grosses masses globuleuses de tissu cancéreux. Aucun autre organe ne présente de noyaux de cancer.

Observation XXXV (résumée).

(Tirée des Bulletins de la Société anatomique, 1862, p. 74.)

V..., entrée à l'hôpital, le 29 novembre 1861. Début, il y a un an, par une ascite et de l'œdème des jambes. Ponction : 10 litres de sérosité transparente. Après la ponction, on constate la présence de tumeurs globuleuses avoisinant l'utérus. Le toucher vaginal dénote de l'engorgement péri-utérin. Dix autres ponctions. Mort le 9 février.

A *l'autopsie*, rétrécissement mitral, épiploon épaissi et cancéreux, utérus entouré de tissu cancéreux, ovaire gauche contenant un kyste séreux.

Observation XXXVI (résumée).

(Tirée de la thèse de Galvaing. Paris, 1872, p. 21.)

K..., âgée de 28 ans, consulte un médecin, se croyant enceinte, quoique les règles continuent à apparaître régulièrement. Le neuvième mois passé, elle consulte le Dr Simpson, qui fait une paracentèse au niveau de l'ombilic saillant. Le liquide était rougeâtre et renfermait des corpuscules fusiformes et des globules sanguins. Des douleurs apparaissent dans le dos et l'abdomen, mouvement fébrile, insomnies. Une tumeur, prise autrefois pour une tête de fœtus, est dure, inégale et semble attachée à la paroi antérieure de l'abdomen. Frottements abdominaux. Deux nouvelles ponctions à la région ombilicale. Les plaies ne se cicatrisent pas. Mort après treize mois de maladie.

A *l'autopsie*, tumeur cancéreuse du grand épiploon pesant 3 livres 13 onces, variété colloïde. Dépôts de même nature autour de l'utérus et des principaux viscères.

OBSERVATION XXXVII (résumée).

(Tirée des Bulletins de la Société anatomique, mars 1867, p. 127.)

L..., 57 ans, fut admise d'urgence à l'hôpital le 4 février 1867. Dyspnée par distension de l'abdomen. Le liquide paraît enkysté, car on ne trouve pas de sonorité à la partie antérieure. Début il y a deux mois par le développement du ventre. Aucune douleur, sauf depuis quelques jours dans les reins. Ponction : 12 litres de liquide séreux. On trouve alors par la palpation au niveau de la région ombilicale une tumeur solide, volumineuse, mobile, que l'on pense être l'épiploon cancéreux. Le liquide se renouvelle promptement et au bout de 15 jours surviennent des vomissements glaireux : toute alimentation devient impossible, et la malade meurt subitement dans la nuit du 2 mars.

A *l'autopsie*, grande quantité de liquide dans la cavité abdominale. L'épiploon ressemble « à une masse de cire blanche tombée goutte à goutte sur un même point; elle en offre la coloration blanche, parsemée toutefois de points rougeâtres, la surface granuleuse et aussi la friabilité. » D'autres masses, mais plus petites, représentent les épiploons gastro-splénique et gastro-hépatique. Toute la paroi abdominale, le diaphragme sont tapissés de la même matière cancéreuse. Une véritable bouillie cancéreuse remplit le petit bassin ; les organes sont intacts, sauf les ovaires, devenus eux-mêmes cancéreux. Quelques noyaux à la face inférieure du foie

OBSERVATION XXXVIII (résumée).

(Tirée des Bulletins de la Société anatomique, 1863, p. 226, recueillie par M. Chaumel.)

Homme de 54 ans, entré à la Charité le 18 avril 1863. Début de la maladie au mois de décembre dernier par des troubles digestifs, de l'anorexie, des douleurs dans l'abdomen, vers la fosse iliaque. Un mois avant d'entrer à l'hôpital, le ventre enfle rapidement et rend une ponction nécessaire. Le liquide se reproduit bientôt. On constate les traits évidents d'une cachexie et une ascite qui empêche d'arriver aux organes profonds. Douleur sourde dans le flanc et l'hypochondre droit. Ponction qui donne dix litres de liquide séreux. Constatation d'une tumeur volumineuse ayant une certaine mobilité. Diarrhée. Troisième ponction et quatrième ponction. Mort.

A *l'autopsie*, masse cancéreuse dans le mésentère, tissu dur, criant sous le scalpel (squirrhe). Granulations cancéreuses au niveau de l'insertion mésentérique de l'intestin.

Observation XXXIX.

(Tirée des Bulletins de la Société anatomique, 1872, p. 44.)

M. Campenon met sous les yeux des membres de la Société un cancer du péritoine recueilli sur un cadavre. La plèvre et le péritoine sont, dans toute leur étendue, parsemés de tissu cancéreux. Un épanchement sanguinolent remplit les cavités pleurale et péritonéale.

La veine cave inférieure renferme des caillots décolorés et adhérents. Ce n'est point là du tissu cancéreux, mais une thrombose résultant d'une inflammation de la paroi vasculaire, causée par le voisinage de masses cancéreuses considérables.

Observation XL (résumée).

(Tirée de la thèse de Lorreyte, p. 47, 1875.)

G..., 30 ans, entré à l'hôpital en fin de janvier 1872. Début il y a deux mois par une sensation de pesanteur dans le ventre. Une ponction exploratrice est faite dans un service de chirurgie ; rien ne sort. A l'entrée, abdomen développé, veines sous-cutanées très apparentes. On sent une tumeur dure, bosselée, qui paraît siéger à gauche et au-dessous de l'ombilic et qui remplit le flanc et la fosse iliaque du même côté. Etat cachectique. Au bout de quelques jours, œdème des membres inférieurs, puis symptômes de péritonite, douleurs vives dans le ventre, vomissements porracés. Des taches ecchymotiques apparaissent sur la peau de l'abdomen deux ou trois jours avant la mort, qui survient le 5 février.

A *l'autopsie*, granulations cancéreuses répandues sur toute la surface du péritoine et particulièrement dans le grand épiploon. Anses intestinales agglutinées par des fausses membranes récentes. Tumeur carcinomateuse, du volume d'un cœur humain, située dans la fosse iliaque du côté gauche et comprimant la veine iliaque primitive qui présente des taches rouges, ecchymotiques, ne disparaissant pas par le lavage. La veine cave inférieure renferme dans sa cavité une saillie en forme de champignon qui adhère à la paroi et qui paraît être de nature carcinomateuse. L'aorte ne présente aucune altération. Le foie offre à sa surface de petites tumeurs du volume d'une noix, d'une coloration banc jaunâtre et ayant déjà subi, quelques-unes du moins, un ramollissement au niveau du centre. Reins et rate sains. Epanchement sanguinolent dans le péritoine. Tumeurs au niveau de la ponction sur la paroi. Ganglions de l'aine dégénérés. Granulations cancéreuses et épanchement sanguinolent dans les plèvres. Sur le péricarde viscéral une petite tumeur cancéreuse.

Observation XLI (résumée).

(Tirée de la thèse de Galvaing, p. 26.)

X..., 53 ans, entré à l'hôpital le 24 janvier. Antécédents rhumatismaux. Début par une douleur vive, continue, déchirante à l'épigastre, s'étendant dans l'hypochondre gauche, le long du bord des fausses côtes. Depuis trois mois, inappétence, vomissements alimentaires ou de matières glaireuses. Apparition de l'ascite. A son entrée, douleurs au niveau de l'épigastre, augmentant par la pression, tumeur au niveau de l'hypochondre gauche. Utérus immobile, le cul-de-sac antérieur a disparu. 1er février, ponction qui donne huit litres de sérosité citrine. Le 2, à droite, vers l'hypochondre, on sent des mamelons marronnés, de formes diverses. Le 25, des noyaux se sentent jusqu'au pubis. Le 28, vomissements bilieux. Le 6, mamelons mieux perceptibles, immobilité complète de l'utérus, dureté ligneuse du col. Les vomissements persistent. Mort le 15. Du 25 janvier au 10 février, la température a oscillé entre 36° et 37°,7. Elle n'a atteint qu'une seule fois 38°,2.

A *l'autopsie,* pas de liquide sanguinolent; le grand épiploon forme un tablier cancéreux. La paroi abdominale est envahie. La face postérieure, la petite courbure de l'estomac et le pylore sont couverts de productions cancéreuses donnant aux parois une épaisseur de 0,01 à 0,02. Pleurésie. Le péritoine qui enveloppe l'utérus, les ovaires, la vessie est cancéreux, mais les organes sont sains.

Observation XLII.

(Tirée des Bull. de la Soc. anat., 1868.)

M. Deshayes fait voir des lésions trouvées à l'autopsie, chez un homme de 71 ans, mort à Bicêtre, en trente-six heures, avec tous les signes d'une péritonite aiguë. Cet individu était entré à l'hospice depuis 1828, comme atteint de cécité, et sa santé avait toujours été généralement bonne.

Les lésions graves qui ont déterminé la péritonite mortelle s'étaient donc développées d'une façon latente, ou au moins sans trouble important de la santé.

L'autopsie montra d'abord les lésions de la péritonite ultime : rougeur, fausses membranes, adhérences péritonéales, etc. Mais il existait une tumeur globuleuse énorme, située derrière la paroi abdominale et en avant des intestins, étendue depuis le foie et l'estomac jusqu'au pubis; elle contient des gaz et un liquide brunâtre qui s'échappent, lorsqu'on la presse, par deux orifices de perforation. Un examen attentif démontre que cette tumeur est développée dans le grand épiploon.

En arrière et à gauche existe une adhérence assez large avec le jéjunum, qui a cependant conservé toute son intégrité. Cette tumeur renfermait, outre les gaz abondants et le liquide, des masses d'un rouge brun foncé, tomenteuses, analogues comme aspect aux lobes placentaires, qui sont composées de fibrine concrétée et friable.

En outre, on retrouve dans le méso-côlon, dans le mésentère, de petites masses grosses comme une tête d'épingle, comme des pois, ou même plus volumineuses, isolées ou en chapelets, de nature cancéreuse, et développées dans le tissu cellulaire sous-péritonéal.

Aucun viscère ne présentait la moindre altération.

OBSERVATION XLIII (résumée).

(Tirée de l'Atlas d'anatomie pathologique de Cruveilhier, 37e livraison.)

Femme de 50 ans, présentant une ascite malgré laquelle on peut reconnaître une tumeur hypogastrique.

A *l'autopsie*, grand épiploon transformé en un gâteau cancéreux d'un pouce d'épaisseur. Noyaux cancéreux disséminés dans le péritoine. « Il y avait dans le bassin, entre le rectum et l'utérus, une masse cancéreuse considérable : c'était la tumeur reconnue pendant la vie. Le tissu de l'utérus était parfaitement sain. Les ovaires semblaient avoir disparu, et les trompes utérines étaient altérées. Les autres organes thoraciques et abdominaux étaient sains. »

OBSERVATION XLIV (résumée).

(Tirée de l'Atlas d'anatomie pathologique de Cruveilhier, 37e livraison.)

A. S..., 50 ans, est venue à pied à la consultation de l'hôpital de la Charité, le 5 décembre 1840. Teinte jaune paille, aspect cachectique. Début : mois d'avril, à la suite d'un « saisissement. » Depuis cette époque, gêne dans l'abdomen : ce n'est que depuis un mois que son ventre est devenu volumineux. Elle avait si peu d'inquiétude sur son état, qu'elle n'a consulté que deux fois son médecin ; encore s'est-elle rendue chez lui. Abdomen volumineux. La fluctuation n'est pas évidente; il semble que le liquide soit contenu dans des loges ou retenu par des adhérences. Jamais de diarrhée. On croit à une péritonite tuberculeuse.

A *l'autopsie*, plusieurs litres de sérosité sanglante. Masse encéphaloïde énorme, remplissant l'hypogastre, les fosses iliaques, la région ombilicale et les régions lombaires. Moitié inférieure du grand épiploon dégénérée. La tumeur naît entre le rectum et l'utérus, sans intéresser ces organes, aux dépens du péritoine du cul-de-sac. Les ovaires et les trompes étaient confondus dans la tumeur, « soit que ces organes aient été le point de départ de la maladie, soit qu'ils eussent été consécutivement envahis. » Foyers sanguins dans l'épaisseur de la tumeur.

OBSERVATION XLV (résumée).

(Tirée de la thèse de Laporte, 1867.)

Femme de 65 ans. Douleurs dans l'abdomen, depuis qu'elle a porté un pessaire. Le 15 mars 1859, gonflement du ventre, qui va en augmentant, coliques, vomissements. Mort le 12 juin.

A *l'autopsie*, grande quantité de liquide d'un jaune pâle. De petits noyaux cancéreux tapissent la tunique séreuse de l'intestin. L'estomac, la rate, le côlon, sont étroitement unis par une masse cancéreuse solide. L'utérus et la paroi droite du bassin sont soudés. Noyaux cancéreux dans l'ovaire droit.

OBSERVATION XLVI (résumée).

(Tirée de la thèse de Galvaing, 1872, p. 13.)

Femme de 72 ans. Début par un affaiblissement général et de l'ascite. Elle entre à l'hôpital au bout de sept semaines. Deuxième ponction, après laquelle on constate, au niveau de l'épigastre, une tumeur dure, située obliquement, en forme de boudin. Douleurs lancinantes. Troisième ponction. Au microscope, on constate dans le liquide évacué de petites cellules rondes, avec des prolongements qui se meuvent pendant plus de trois quarts d'heure après la sortie du liquide. Une infiltration dure se fait au niveau des anciennes plaies des ponctions. Deux autres ponctions. Mort.

A *l'autopsie*, nodosités aplaties au niveau des points de l'abdomen qui ont été piqués. Tout le péritoine est couvert d'une couche cancéreuse, tantôt en plaques, tantôt en réseau. Nodosités cancéreuses suivant le trajet des lymphatiques. Gâteau épiploïque. « La tumeur est un cancer à petites cellules, avec stroma abondant. »

Paris. — Imprimerie A. PARENT, rue Monsieur-le-Prince 29-31.

www.ingramcontent.com/pod-product-compliance
Ingram Content Group UK Ltd.
Pitfield, Milton Keynes, MK11 3LW, UK
UKHW021615260726
13994UKWH00003B/1011

9 782329 120874